자연치유력

자연치유력
Homestasis

전 부산시약사회장 김용태 약사 지음

건강신문사
www.kksm.co.kr

서문

신의학선언문 新醫學宣言文

예부터 병은 자연이 고치고, 돈은 의사가 먹는다고 했다.
현대의학은 생명의 본질인 자연치유력에 대해서는 가르치지 않고 약물요법만 중시하는 우愚를 범하고 있다. 이것이 현대의학의 맹점이다.

고대 희랍의 의성 히포크라테스는 '우리 인간의 체내에는 100명의 명의가 있다. 의사가 할 일은 오로지 그들을 도와주는 것 뿐'이라고 말했다.

실제로 암, 당뇨병, 심장병, 고혈압, 치매, 정신질환 같은 각종 생활습관병은 현대의학으로는 고치지 못한다. 환자의 병을 고쳐야 하는 현대의학이 병을 고칠 수 없다니 도대체 어떻게 된 것일까? 기가 찰 노릇이다.

오히려 병을 고치기는 커녕 병을 악화시키는 경우가 다반사로 일어난다고 하면 믿겠는가? 뿐만 아니라 고의는 아닐지라도 결과적으로 환자를 죽게 만드는 너무나 가슴 아픈 사태가 전 세계 의료 현장에서 연일 속출하고 있다.

이런 참상을 더 이상 방관할 수 없어서 일본에서 '신의학 선언' 신의학 세계현인회의 발기취지문을 작성한 바 있다.

한국에서도 발기인 대표인 기준성자연식 동호회 회장 회장과 필자가 공동으로 주선하여 2009년 1월 10일 서울 하얏트 호텔에서 전세일포천중문의대 대체의학 대학원장, 신현대경희대 교수, 전 한방병원장, 이상희전 과학기술처 장관, 전 국회의원, 박병호법학박사, 전 서울대 법대 학장, 기준성자연식 동호회 회장, 김용태전 부산광역시 약사회장 등 20여명이 한국 발기인 모임을 가진 바 있다.

이에 필자는 이 운동을 자손만대로, 땅끝까지 펼치기 위하여 이 서문에 그 선언문을 발췌하여 게재하는 바이다.

신의학 선언문 新醫學宣言文

현대의학은 병을 고치지 못하고 악화시켜 죽음에 이르게 한다

의료 현장에서 벌어지는 한 편의 '비극'과도 같은 참상을 더 이상 방관할 수 없었던 의식 있는 의사들, 그들이 고충을 무릅쓰고 내부 고발에 나섰다.

지금 이 순간도 현대 의학은 뿌리 깊숙이 병들어 가고 있다. 아니 지칠 대로 지쳐 있는 상황이다.

그러나 어쨌든 서양의학이 일본 개화기의 근대화 과정에 크게 기여한 공로가 있었음은 부인할 수 없는 사실이다.

다만 그럼에도 불구하고 그에 반하는 입장에서 보면 현대 고도 산업사회에서 선진국일수록 더욱 격증 추세에 있는 암, 당뇨병, 심장병, 고혈압, 치매, 정신질환 같은 각종 생활습관병에 대해서는 현대 의학이 대증요법對症療法 외에는 뚜렷한 치료법이 없고 한없이 무력한 것이 엄연한 사실임을 또한 어찌하랴.

이처럼 현대 의학을 좀먹게 한 치명적인 병근病根은 다름아닌 '병을 고칠 수 없다'는 현실이다. 환자의 병을 고쳐야 하는 의학이 병을 고칠 수 없다니 도대체 어떻게 된 일일까.

실상은 더욱 비극적이니 기가 찰 노릇이다. 병을 고치기는커녕 도리어 악화시키는 경우가 일상 다반사로 일어난다. 한 술 더 떠 환자를 죽음에 이르게 한다. 고의가 아닐지라도 결과적으로 환자를 죽게 만드는 너무나 가슴 아픈 최악의 사태가 전 세계 의료 현장에서 연일 속출하고 있다.

일례로 이스라엘에서 병원이 한 달간 파업에 돌입했을 때였다.

이 기간동안 이스라엘 국민의 사망률이 반으로 줄어들었다고 한다. 더욱이 파업이 끝남과 동시에 사망률은 원상태로 돌아왔다는 것이다. 그야말로 현대 의료가 환자를 고치기는커녕 대량 학살을 자행하는 경악할 만한 일이 실제로 벌어지고 있는 셈이다. 병원을 선택하지만 않았어도 그들은 무사할 수 있었다. 이와 비슷한 조사 결과는 세계 각지에서 찾아볼 수 있다.

이처럼 비극적인 참상의 전형적인 예가 바로 암 치료 현장이다. 일본에서 매년 33만 명에 이르는 암 환자가 숨을 거둔다. 유족들은 철석같이 '암 때문에 죽었다'고 믿는다. 그러나 그 중 약 8할에 이르는 26만 명은 암이 아닌 맹독성 항암제 투여, 방사선 조사照射, 불필요한 수술 등과 같은 암 치료에 따른 중대한 부작용으로 '사망'한다.

8할이나 되는 사람들이 부작용으로 인해 죽다니…. 이 충격적인 수치는 모 국립대학 의학부 부속 병원의 임상연구를 통해 밝혀진 사실이다.

물론 의료 관계자라면 누구라도 병을 고치고 싶다는 일념과 환자를 살리고자 하는 선의에서 최선을 다해 치료에 몰두할 것이다. 환자 또한 지푸라기라도 잡는 심정으로 의료 관계자들을 믿고 항암제를 복용하고 방사선 치료를 참아가며 수술의 고통도 인내한다.

이렇게 의사와 환자는 암을 극복하고자 온갖 노력을 기울인다. 그러나 약 8할에 이르는 엄청난 수의 환자들이 암 치료과정에서 이들이 부작용으로 인해 세상을 떠난다. 이제 의사도 환자도 더 이상 이 냉엄한 현실을 외면해서는 안된다.

의료 과오로 인한 업무상 중과실치사이다.

먼저 우리가 알아야 할 사실은 이것이 엄연히 업무상 중과실치사일본 형법 제211조 등에 따른 의료과실사건이라는 점이다.

'의약품 첨부문서'에 실린 항암제에 관한 부분을 살펴보면 '사망' 등 중대한 부작용에 대한 결과회피의무와 회피방법이 명시되어 있다. 그럼에도 이를 준수하지 않아 환자를 죽음에 이르게 한 경우, 중대한 부작용에 대한 '예견', '회피' 의무를 위반한 혐의로 업무상 중과실에 따른 책임을 물어야 한다. 방사선 조사나 수술의 경우도 마찬가지이다.

그런데도 환자들은 이를 알아차리지 못한다. 암 치료의 부작용으로 인해 죽었음에도 '암으로 사망' 했다는 의사의 선고만을 맹신한다. 의사 자신도 '치료' 때문에 환자를 죽게 했다는 인식은 거의 없다. 이 얼마나 소름끼치는 상황인가.

제2차 세계 대전 이후, 암 치료로 인해 희생당한 이들의 수는 천오백만여 명에 이른다. 이는 태평양전쟁으로 인한 사망자 수의 약 5배에 이르는 수치이다. 이 천인공노할 비극이 난무하는 현실에 국민들 대부분은 무지몽매할 뿐이다. 그 배경에는 의학 분야의 가공할 세뇌교육이 존재한다. 게다가 전 세계적으로 의료계의 이권을 독점한 대기업 제약회사 등의 은연隱然한 힘이 진실을 압살해 왔다.

암 치료 희생자의 유가족들이 나서서 고소한 일이 좀처럼 볼 수 없었던 이유도 바로 이러한 실상에 국민들이 무지했기 때문이다. 그러나 이제는 국민들도 서서히 현실을 직시하기 시작했다. 향후, 암 치료 희생으로 인한 제소와 고소가 봇물 터지듯 쏟아질 것은 명약관화한 일이다.

다음은 현대 의학 분야에 상종한 폐해들이다.

1. 약 9할에 이르는 병은 치료하지 못한다.
2. '자연치유력'에 대해 가르치지 않는다. '생명의 본질'을 묵살하는 만행이 벌어지고 있다.
3. '약물 요법'만 중시하는 우행遇行을 저지른다. 석유이권 및 국가이권과 유착한 배경
4. '식食'과 '심心', '체體'가 지닌 힘을 묵살한다. 자연 요법을 인정하지 않고 묵살, 탄압한다.
5. 병원의 파업이 급격한 사망률 감소의 원인임이 증명되었다. '살인 의료'를 입증하는 냉엄한 사실
6. '의학보고서'는 거짓말투성이다. 과학지에 실린 데이터의 반 이상은 무효하다.
7. 의학부에서는 '치료법'을 가르쳐 주지 않는다. 병명과 약명만 암기하면서 보내는 6년간
8. 유착의 산물인 '치료 가이드라인'. '지침'을 작성한 의사에게 전달된 거액의 기부금
9. '항암제는 효력이 없다'. 후생노동성 간부 왈 : 무효과인 줄 알면서도 대량 투여하는 광기
10. 미국의 '암 전쟁' 패배선언도 극비에 부쳐지다. 이제 암 치료 삼대 통상 요법의 무효력은 상식이 되었다

11. 암환자의 8할은 죽이게 된다. 이 사실을 '지적'한 논문을 파기해버린 학부장
12. 암시장癌市場에 이어 비만과 정신치료 시장으로 옮겨 가다. 대사증후군이나 마음도 약으로는 고칠 수 없다.
13. 약물 장기 복용 중심의 정신의료도 미치긴 마찬가지. 환자에게는 평생 약물중독 지옥이, 제약회사에게는 돈방석
14. '의약품 첨부서' 묵살 현장 위기 회피 매뉴얼을 읽는 이는 없다.
15. 살인죄 등의 형사범죄가 횡행橫行하는 병원 미연의 고의살인, 업무상 과실치사죄
16. 의사와 환자 모두 세뇌당하고 있다! 자연치유만이 병을 고친다!

'츠크시 태츠야 NEWS 23'의 변신

TV업계에서 그토록 금기시 되었던 암 보도에 새로운 변화가 찾아왔다.

2008년 1월 21일 방송된 '츠크시 태츠야 筑紫哲也 NEWS 23'. 앵커인 츠크시 태츠야씨가 하얀 모자를 쓴 모습으로 화면 속에 등장했다. 그가 폐암으로 요양 중이라는 사실은 이미 잘

알려져 있다. 흰 모자는 항암제의 영향으로 듬성듬성 빠져 버린 머리카락을 감추려는 의도임을 미루어 짐작할 수 있었다. 그리고 나지막한 목소리로 시작한 그의 첫 마디에 귀가 번쩍 뜨였다.

"여러분이 모르고 계셨던 한 가지 사실을 알려드립니다. 우리 인간의 체내에서는 어느 누구 할 것 없이 매일 약 5,000개에 이르는 암세포가 생성된다고 합니다."

이는 결코 누설해서는 안 될 현대 암산업계의 암묵적 규율이었다. 건강한 사람이라도 매일 5,000여 개의 암세포가 체내에서 생성된다. 만에 하나라도 이 사실을 인정하게 되면 암산업의 주축을 이루던 그들의 존재기반이권기반이 무너지고 만다. 무엇보다 현대 의학이 의거하던 루돌프 피르호Rudolf Virchow의 주장암세포 무한증식론이 붕괴될 것이다.

의학교과서의 맨 첫 줄에 쓰였던 내용이 새빨간 거짓말임을 인정하는 셈이 된다. 암 검진이 엉터리이자 고도의 속임수임이 만 천하에 드러나고 마는 것이다. 이제 더 이상 심각한 표정과 온갖 협박으로 건강한 사람을 순식간에 암환자로 둔갑시켜 항암제, 방사선, 수술의 늪에 빠진 생활로 몰아넣는 대박상술은 통하지 않는다. 그렇기에 민영방송사 유명 앵커의 발언은 암마피아들의 이권구조에 지각변동을 일으킬 만했다.

'나는 무지했다' 츠크시 태츠야筑紫哲也의 독백

츠크시 태츠야씨의 고발은 끝이 아니었다.

"매일같이 이 많은 수의 암세포가 자라는데도 우리들이 암에 걸리지 않는 이유는 바로 자연살해세포즉, NK세포라 불리는 면역세포가 하루도 빠짐없이 암세포를 공격하기 때문입니다."

화면에서는 현미경으로 들여다본 NK세포의 활발한 암세포 공격 영상이 방영되고 있었다.

"NK세포는 심적 변화의 영향을 크게 받는 세포입니다. 따라서 기분이 가라앉으면 그 수가 줄어들지만 크게 소리내어 웃거나 긍정적인 마음가짐일 때는 수가 늘어난다고 합니다."

이는 명백히 '마음'의 암 치료효과를 인정하는 순간이다. 화면에서는 암 치료를 위한 '보람 요법', '웃음 요법' 창시자인 이나미 지로伊丹仁郞 의사현, 스바루클리닉 원장가 등장하였고 이어서 이들 요법의 구체적인 예로서 몽블랑 산에 오를 수 있었던 암환자의 사례가 소개되었다. 또 '암을 극복하며 사는 보람 요법의 현주소' 라는 제목으로 암이 산소에 약하다는 점에서 착안한 기공 호흡요법의 효용에 대한 곽림신기공협회 대표 만다야스타케萬田靖武씨의 설명이 이어졌다.

이뿐만 아니라 일반적으로 알려진 암의 3대 요법과 함께 보람요법 등을 도입한 신개념 통합요법과 대체요법의 필요성에 대해서도 본 프로그램은 강조하였다. 츠크시 태츠야씨는 마지막으로 이런 말을 남겼다.

"제가 얼마나 무지했는지 반성을 하게 됩니다."

그리고 함께 지어 보인 그의 온화한 미소가 참으로 인상 깊었다. 그는 방송에 앞서, 우리의 주장이 담긴 '항암제가 살인을 저지르고 있다' 등과 같은 자료를 살펴봤음이 분명하다. 비록 방송은 여전히 가야 할 길이 멀다는 아쉬움을 남기는 수준에 머물렀지만 대중매체가 이렇게 과감히 암 치료의 진실을 파헤쳤다는 점에서 상당히 의미 있는 진일보였다고 평가할 만하다.

2010년 10월
저자 김용태

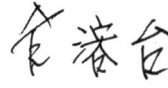

▋ 차례

서문 -신의학선언문 · 5

part 1 암은 고칠 수 있다

1_ 암은 고칠 수 있다. · 21
2_ 암, 당뇨, 고혈압 치료법 · 24
3_ 암은 생각만큼 무서운 게 아니다. · 27
4_ 암은 자연치유력이 고친다. · 30
5_ 암 검진 안 받는 것이 좋다. · 33
6_ 암 3대요법이 암을 고치는가 · 36
7_ 진행암은 수술로 치유할 수 없다. · 39
8_ 5년 생존율이 완치인가 · 42
9_ 항암제! 약이냐 독이냐? · 45
10_ 항암제로 암을 고칠 수 없다 · 48
11_ 항암제의 정체 · 51
12_ 방사선 치료는 하지 말자 · 54

part 2 웃음은 '만병통치약'

1_ 웃음은 '인체의 꽃'이다. · 59

2_ 웃음이 확실한 항암제다. · 62

3_ 웃음이 진짜 만병통치약 · 65

4_ 수정란에 건강설계도가 있다. · 68

5_ 믿음은 치유제, 약은 치료제다. · 71

6_ 말씀이 곧 약이다. · 74

7_ 위약도 믿고 먹으면 효과 있다. · 77

8_ 감사가 곧 치료다. · 80

9_ 인간은 스스로 존재할 수 없다. · 83

10_ 화를 푸는 데는 기도가 최고다. · 86

part 3 식생활을 고치면 불치병은 없다

1_ 비타민제, 먹어야 하나? · 91

2_ 고혈압약 왜 평생 먹는가? · 94

3_ 채식이냐 육식이냐 · 97

4_ 고기, 좀 알고 먹읍시다. · 100

5_ 식생활을 고치면 불치병은 절대로 없다. · 103

6_ 최고의 양약은 걷는 것 · 105

7_ 성경의 식생활로 돌아가자 · 109

part 4 오줌요법의 놀라운 효과

1_ 다이어트는 저절로 된다. · 115
2_ 신부전증 불치의 병인가 · 118
3_ 심장마비는 대개 돌연사망한다. · 121
4_ 심장마비는 오직 예방뿐 · 124
5_ 청량음료는 중독성 약물 · 127
6_ 커피크리머는 모조품이다. · 130
7_ 커피는 약물이다. · 133
8_ 화학염은 식품이 아니다. · 136
9_ 오줌은 모든병의 치료제 · 139
10_ 오줌요법의 놀라운 효과 · 142
11_ 오줌금식은 최고의 자가치료 · 145

Part 1

암은 고칠 수 있다

암, 당뇨, 고혈압은 생활습관병이다. '잘못된 식생활'이 그 원인이다.
그렇다면 이들 병을 어떻게 고쳐야 하는가? 그것은 두말할 필요도 없다.

식생활 습관을 고치면 된다. 주사를 놓거나 약을 먹을 필요가 없다. 식생활 습관만 고치면 병이 깨끗이 나을 수 있기 때문이다.

Chapter 1
암은 고칠 수 있다

현대 의학이 얼마나 발달하였는가? 그럼에도 암으로 죽어가는 사람들이 날로 늘어만가니 참으로 안타깝다.

통계청에 따르면, 2005년 암 사망자는 모두 6만 5479명으로 전체 사망 원인 중 가장 큰 비율을 차지했다.

현재 전 세계 인구 60억 명중 18~20억명이 암으로 인해 희생 될 것이 예고되고 있다. 이 추세대로라면 21세기에는 암으로 죽는 인구가 50%에 육박할 것이라는 끔찍한 계산이 나온다.

미국에서는 암으로 죽는 사람이 일년에 70만 명, 우리나라는 6만 5천 명, 하루에 170명씩 죽는다.

대한민국 의료소비자 시민단체에서도 2002년에 '암 치료는 없다.'라는 충격적인 보고서를 발표하여 암 환자들을 절망케 하였다.

일본 국립 암센터 1대, 2대, 3대 원장이 모두 암으로 사망하였다. 우리나라 Y대학병원 초대 암센터 원장 L박사 또한 폐암 말기로 '평생 암 치료 전문 의료인으로 살아 왔지만 현대의학의 한계가 이런 것인 줄은 몰랐다.'라고 하면서 죽었다.

닉슨 대통령이 암과의 전쟁을 선포한 지 40여년이 되어도 암 치유에는 한 발자국도 발전이 없었다. 이는 현대의학의 3대 치료법인 항암제, 방사선, 수술로는 암의 해결이 불가능하다는 것을 증명하는 것이다.

암은 5년 생존율을 따지는 유일한 병이다. 암 진단을 받고 치료후 5년 이상 생존자에 한해서 완치란 말을 쓴다. 킨제이 보고서에 의하면 암 판정 후 5년 생존율은 20%이고, 80%의 암 환자가 5년 내에 사망한다.

말기암의 경우 5년 생존율이 1%도 안 된다고 한다. 돈 있고 권세 있는 사람들은 암에 걸리면 미국에 가서 치료를 받지만 미국의 통계에 , 암 재발율은 90%로 나와 있다.

현대의학이 암을 근본적으로 치유하지 못하는 것은 사람을 설계하고 제작하신 분의 섭리를 모르기 때문이다. 의사가 창조섭리를 모르거나 무시하고 수술이나 약물 치료만 하면 암을 완치할 수 없다.

암은 생활습관병이다. 원인 없는 병은 없다. 잘못된 식생활 습관을 고치면 불치병은 없다. 성서요법logos therapy을 잘 지키면, 암은 분명히 고칠 수 있다.

사실, 사람은 누구나 하루에 암세포가 3,000~5,000개씩 생겨난다. 그런데 암에 걸리지 않는 이유는 하나님이 암을 억제하는 프로그램을 유전자에 입력해 두셨기 때문이다. 이 얼마나 놀라운 사실인가? 그러므로 오직 하나님 말씀대로 살면, 임파구가 출동하여 임파독소를 뿜어 암세포를 처치한다는 것을 알아야 한다.

'사람이 떡으로만 살 것이 아니요 하나님의 말씀으로 살 것이라 하였느니라' 마 4:4

Chapter 2
암, 당뇨, 고혈압 치료법

 최근 동아일보에 의료계 권위자 세 분이 암, 당뇨병, 고혈압에 걸렸다고 보도되었다. 암센타 소장이 대장암 말기이고, 당뇨병학회 회장이 당뇨병이며, 심혈관 전문가가 고혈압에 걸려 투병하고 있다는 것이다.

 그러면서 암환자인 전문의사가 암환자를, 당뇨병자인 전문의사가 당뇨병 환자를, 고혈압인 전문의사가 고혈압 환자를 치료한다고 하였다. 이런 아이러니가 어디에 있는가?

 사람이 병에 걸리게 되면 제일 먼저 찾아 가는 곳이 약국이나 병원이다. 그러나 의사, 약사가 창조섭리를 무시하고 원인은 제거하지 않고 약물처방만 하면 병이 낫지 않는다.

 암, 당뇨, 고혈압은 생활습관병이다. '잘못된 식생활'이 그 원인이다.

그렇다면 이들 병을 어떻게 고쳐야 하는가? 그것은 두말할 필요도 없다. 식생활 습관을 고치면 된다. 주사를 놓거나 약을 먹을 필요가 없다. 식생활 습관만 고치면 병이 깨끗이 나을 수 있기 때문이다.

그런데, 왜 이런 생활습관병을 병원에 가서 의사에게 맡기고 약국에서 약을 사먹어야 하는가! 병이 났으면 그 원인을 찾아 그것을 제거하면 되는데 원인은 덮어두고 약으로 증상만 묻어두는 짓을 해야 되는가?

더구나 약이란 음식이 아닐 뿐 아니라 몸에 해로운 이물질이 아닌가! 다시 말하자면 생활습관병은 자신의 잘못된 생활습관에서 왔기 때문에 환자 자신이 고쳐야 하는 것이다. 자기가 만든 병 Man Made disease이기 때문에 자기가 스스로 고치지 않으면 아무도 고칠 수가 없다.

현대의학과 의술은 잘못된 생활습관에서 오는 모든 병을 치유하지 못한다. 다만 약물로 증상만 덮어두는 치료를 할 뿐, 그 원인을 찾아 제거하는 근본 치유는 할 수가 없는 것이다.

그렇다면 이 병들은 어떻게 고쳐야 하는가? 항암제와 당뇨병약, 혈압강하제 등을 근육에 주사하고 약을 먹어야 하겠는가? 아니다. 결코 그렇지 않다.

동의보감에도 병을 고치고 건강을 회복하는데 약보보다는 식보가 좋고, 식보보다는 행보가 좋다고 했다.

그러나 성경에는 행보보다는 소보笑補 즉, 웃음이 최고의 양약이라고 하였다.

10분~20분간 껄껄 소리내어 한번 웃어보라. 실제 통증이 사라지고, 혈압, 혈당이 30~50이 내려가며, 수면제 없이도 잠을 잘 수 있다. 그래서 항암제, 당뇨병약, 혈압약이 필요가 없다는 것이다.

'항상 기뻐하라. 이것이 그리스도 예수 안에서 너희를 향하신 하나님의 뜻이니라' 살전 5:16, 18

Chapter 3

암은 생각만큼 무서운게 아니다

 2008년 1월 21일 일본 민영방송 '스쿠시 데스야 NEWS 23'의 앵커인 스쿠시 데스야씨가 하얀모자를 쓴 모습으로 화면에 등장했다. 그가 폐암으로 요양중이라는 사실은 이미 알려져 있었다. 흰 모자는 항암제의 영향으로 듬성듬성 빠져버린 머리카락을 감추려는 의도임을 미루어 짐작할 수 있었다.

 그리고 나지막한 목소리로 시작한 그의 첫 마디에 귀가 번쩍 뜨였다.

 "여러분이 모르고 계셨던 한 가지 사실을 알려드립니다. 우리 인간의 체내에서는 어느 누구 할 것 없이 매일 약 5,000개에 이르는 암세포가 생성된다는 것입니다."

 이는 결코 누설해서는 안 될 현대의학의 암묵적 규율이었다.

만의 하나라도 이 사실을 인정하게 되면 현대의학의 암치료 기반이 무너지기 때문이다. 현대의학이 의지하던 루돌프 피르호Rudolf Virchow의 주장인 암세포 무한증식론이 붕괴된다는 말이다. 현대의학 교과서의 맨 첫 줄에 쓰였던 내용이 새빨간 거짓말임을 인정하는 셈이다. 암 검진 또한 엉터리이자 고도의 속임수임이 만천하에 드러나게 된 것이다.

뿐만 아니라 더 이상 조기진단, 조기치료가 먹혀들지 않게 되었다. 건강한 사람을 순식간에 암환자로 둔갑시켜 항암제, 방사선, 수술의 늪에 몰아넣는 비극은 통하지 않게 되었다. 실제로 말기암 3개월 시한부 선고를 받은 사람이 다음달 검사를 받아보니 암이 다 사라지고 없는 경우가 상당히 있다.

1960년 '암은 자연히 낫는다.'는 내용의 의학논문이 차례로 나온 적이 있었다. 일본에서 심료내과를 만든 규슈대학의 이케미 유지로 교수는 당시 수십년의 연구를 통해 '암은 빈번하게 자연치유되고 있다.'라고 발표하였다.

실험실에서 쥐에게 암을 발생시키려면 암세포를 백만개나 주사해야 한다. 몇 천개 정도의 암세포는 림프구에 의해서 간단히 처리되어 암은 발생하지도 않는다.

암이란 한 번 생기면 그대로 있는 것이 아니라, 생겼다 없어졌다를 반복한다. 림프구가 많고 면역력이 높은 상태면 암은 소멸하지만, 조금 면역력이 떨어지면 림프구가 적어져 다시 암이 부활한다.

그런데도 오늘날 의료현실은 어떠한가? 암이 진단되면 무조건 조기치료를 해 버린다.

또 환자는 정밀검사 후 결과를 기다리는 동안 공포에 질리게 된다. '암일지 모른다'고 하면 교감신경이 극도로 긴장하여 림프구가 감소해 버린다. 이렇게 되면 암이 아닌데도 암환자가 될 뿐 아니라 자연히 소멸될지도 모르는 암이 진짜 암으로 성장해 버린다.

그렇기 때문에 암환자는 암에 대한 공포에서 벗어나는 것이 대단히 중요하다. 그리고 암이란 생각만큼 그렇게 무서운 것이 아니라는 것도 알아야 한다.

Chapter 4
암은 자연치유력이 고친다

 현대의학에서는 무조건 '암은 조기발견, 조기치료가 중요하다.'고 강조한다. 누구든지 암이 발견되면 조기치료를 서둘러 받기를 원한다.
 과연 암을 조기에 발견, 치료하는 것이 이로운 것일까, 해로운 것일까? 사실 암은 조기발견, 조기치료만큼 해로운 일도 없다.
 초기 암환자가 실제로 수술, 병실예약 등의 절차때문에 2~3주간 기다리는 동안 암이 사라진 경우를 종종 본다. 암은 한번 생기면 그대로 있는 것이 아니라 생겼다 없어졌다를 반복한다. 림프구가 많고 면역력이 높은 상태라면 암은 소멸되지만, 조금 면역력이 떨어지면 다시 부활하게 된다.

그런데도 현실은 암이 진단되면 서둘러서 그대로 치료를 해 버린다. 그 결과는 어떻게 될까? 암환자가 아닌 사람에게도 암 치료를 해 버리는 결과를 초래한다.

그리고 문제는 정밀검사 등의 결과를 초조하게 기다리는 동안 환자가 불안, 공포에 질리게 되는 일이다. '암이면 큰일인데!' 하고 강한 공포를 느끼면 교감신경이 극도로 긴장하여 림프구가 감소해 버린다. 이렇게 되면 암이 아닌 것이 암이 되고, 자연히 소멸되었을지도 모르는 암이 진짜 암으로 성장해 버린다.

그렇기 때문에 무엇보다도 암!하면 겁부터 먹는 일이 없어야 한다. 무엇보다도 암에 대한 공포에서 벗어나는 것이 가장 중요하다.

그리고 면역을 억제하는 치료는 받지 않아야 한다. 만약 그런 치료를 받고 있는 경우에는 즉시 중단하지 않으면 안 된다.

암이란 우리가 생각하는 만큼 그렇게 무서운 것이 아니다. 암세포는 놀랍게도 매일 3,000~5,000개가 체내에서 생긴다. 그런데 어째서 발암까지는 가지 않는 것일까?

항상 우리 몸을 순찰하는 NK세포가 '변질된 세포'를 이물질로 판단, 공격해서 대개는 소멸되어 버리기 때문이다.

실험실에서 쥐에게 암을 발생시키려면 암세포를 100만개나 주사해야 한다. 몇천개의 암세포는 림프구에 의해서 간단히 처리되어 암 따위는 발생하지 않는다.

그러나 면역력보다 암세포의 증식력이 강해지면, 암세포는 증식하여 눈에 보일 정도의 종양으로까지 자란다. 이렇게 되면 암이 뚜렷이 발병한 것이다.

암이 발병하면 이젠 면역의 힘으로는 어찌할 도리가 없는 것일까? 물론 그렇지 않다. 암은 열에 약하다. 체온을 높여주면 교감신경과 부교감신경이 균형과 조화를 이루고 면역의 힘이 소생한다. 그래서 NK세포경찰세포가 암세포를 공격함으로써 암이 소멸하게 된다.

히포크라테스는 '인체에 100명의 의사가 있다.'고 했다. 이것이 바로 암을 치유하는 위대한 자연치유력Homeostasis이라는 것이다.

'범사에 감사하라' 살전 5:18

Chapter 5
암검진 안 받는 것이 좋다

 일본 게이오 대학의 유명한 곤도 마코토 의사는 그의 저서에서 '암 검진은 절대 받아서는 안 된다.'고 말했다. 사람들이 이 말을 들으면 무슨 소린가 하면서 자신의 눈과 귀를 의심할 것이다.

 그러나 그는 암이라고 보기 어려운 상태를 암으로 판정하여 오히려 증상을 악화시켜 환자들을 죽음으로 내모는 것을 많이 보아왔기 때문이다.

 옥스퍼드 대학이 '암에 걸리는 사람 가운데 3.2%는 CT 암 검사에서 암이 발생한다'고 영국의 의학전문지' 랜시' 2004년 1월에 발표했다. X선으로 암을 발견하여 목숨을 건질 확률보다 X선으로 암에 걸릴 위험이 훨씬 높다고 한다.

일본에서는 초, 중학교에서 결핵예방을 위한 흉부 방사선 촬영이 중지되었다. 이를 보아도 암 검진을 받으면 안 된다는 이유를 알 수 있다.

세계적인 면역학자인 아보 도오루 교수는 그의 저서 '암은 스스로 고칠 수 있다'에서 '암에 걸리고 싶지 않으면 절대 암 검진을 받아서는 안 된다'고 말했다. 그는 그 이유를 다음과 같이 밝혔다.

첫째, 암 검진의 유효성에 대한 의문 때문이다.

'암 검진'이 '효과 있다'라는 의견과 '효과 없다'라는 의견은 반반이다. 그러나 해외 논문에는 '암 검진을 받은 쪽이 발암률이 높다'고 언급되어 있다.

둘째, 공포심이다.

가령, 암 정밀검사를 받기까지의 기간에 실제로 암에 걸린 것과 똑같은 공포심을 맛보게 되는 것이다. 암은 스트레스로 인해 걸리게 되는데 거듭 공포를 느끼게 하니 당연히 발암을 초래한다.

셋째, 자가진단이 중요하다.

예컨대 얼굴빛이 나쁘고 쉽게 피로하며 식욕이 없고 잠을 이루지 못한다면, 식생활 패턴을 되돌아보아야 한다. 과로, 고민이나 특정약을 계속 먹거나 폭음, 폭식을 계속하고 있지 않은가? 짐작 가는 점이 있으면 그것을 제거하고 열흘 정도 상태를 본다. 그래도 몸의 컨디션이 회복되지 않는다면 그때 가서 암 검사를 받으면 된다.

독자 여러분 중에는 '그렇게 한가하게 대처하고 있으면 암을 못 보고 놓치고 만다'고 걱정하는 사람이 있을 것이다.

그러나 그런 염려는 절대로 없다. 지금 열거한 몸의 컨디션 체크와 생활의 재점검을 아울러 실행하면 암에 걸려 있더라도 조기에 발견할 수가 있다.

종종 암은 진행할 때까지 증상이 없다는 말을 하는데, 이것은 틀린 말이다. 몸에 암이 생길 상태가 되면 어떤 징조가 나타난다.

이처럼 암 검진을 받지 않고도 간단한 자기 검진을 통해 몸의 컨디션을 관리하여 암을 예방할 수 있다. 이것이야말로 바람직한 조기발견, 조기치료의 방법이 아닐까?

Chapter 6

암 3대요법이 암을 고치는가?

암치료에는 수술요법, 항암제 투여, 방사선 치료가 있다. 이들 방법은 암을 공격하여 배제하기 때문에 '암의 국소요법'이라고도 한다.

어떤 방법을 택하든 간에 치료의 목적은 암을 철저하게 공격하여 암을 작게 하거나 줄이는 데 있다. 현대의학의 발달에 따라 암의 3대요법이 그 목적을 달성하고 있는 것 같은 인상을 다분히 주고 있다. 그러나 유감스럽게도 사실은 이들 치료법이야말로 암 치유를 저해하고 결과적으로 암 환자를 죽게 한다.

일본의 경우 매년 33만 명의 암환자가 숨을 거두는데 이때 유족들은 철석같이 '암 때문에 죽었다'고 믿는다. 그러나 그 중 약 80%에 이르는 26만 명은 암으로 죽는 것이 아니다.

맹독성 항암제 투여, 방사선 조사, 불필요한 수술 등과 같은 암치료의 중대한 부작용으로 사망한다. 8할이나 되는 사람들이 부작용으로 죽는다는 이 충격적인 사실은 강산국립대학 부속병원의 임상연구를 통해서도 밝혀진 사실이다.

문제는 이것이 엄연히 업무상 중과실치사형법 211조 등에 따른 의료과실사건이라는 점이다. 왜냐하면 「의약품 첨부서」에 실린 항암제에 대해 살펴보면, '사망' 등 중대한 부작용에 대한 결과 회피의무와 회피방법이 명시되어 있다. 그럼에도 이를 준수하지 않은 경우 그 의무를 위반한 혐의로 업무상 중과실에 따른 책임을 물어야 한다. 그리고 방사선 조사나 수술의 경우도 마찬가지이다.

더 큰 문제는 아무도 이런 중대한 사실을 알아차리지 못하고 있다는 것이다.

암치료의 부작용으로 인해 죽었음에도 '암으로 사망' 했다는 의사의 말을 맹신한다. 의사 자신도 치료 때문에 환자를 죽게 했다는 인식이 조금도 없다. 이 얼마나 소름끼치는 일인가!

제2차 대전 이후 암치료로 인해 희생당한 일본 사람들의 수는 1,500만 명에 이른다. 한 달에 2만1천 명, 하루에 700명씩 죽고 있다. 결코 용서받을 수 없는 죄악이다. 이 천인공노할 비극이 난무하는 참상에 국민들 대부분은 무지몽매할 뿐이다.

　암을 진짜 치유하기 위해서는 암치료 3대요법을 받지 않는 것이 대전제가 되어야 한다.

　면역학의 세계적인 권위자인 일본 니가타 대학의 아보 도오루 교수는 '항암제 투여, 방사선 치료, 불필요한 수술은 절대로 받아서는 안 된다.'고 말했다.

　지금도 의료현장에서는 암환자들이 지푸라기라도 잡는 심정으로 의료관계자들을 믿고 암치료를 받고 있지 않은가? 한 생명이 천하보다 귀하다. 암을 고치고자 한 의료제도가 과연 암을 고치고 있는가? 정말 미친 짓이 아닐 수 없다.

Chapter 7

진행암은 수술로 치유할 수 없다

　일본의 한 유명 병원 의사가 미국의 암 학회에 참석하여 암 수술 결과를 발표한 바 있다.

　'저는 수술로 환자의 몸에 여기저기 흩어져 있는 암을 모두 제거했습니다.' 하면서 자신있게 설명했었다. 그 때 한 참석자가 '그 환자는 몇 년이나 더 살았습니까?' 하고 물었다. '그게 1개월 뒤에 사망했습니다.' 그의 대답에 발표회장은 폭소에 휩싸였다. '수술은 성공했지만, 환자는 사망했다!' 이것이야말로 기막힌 비극이 아닐 수 없다.

　암 수술을 끝낸 뒤 '암은 깨끗이 제거했습니다.' 하면서 의사가 만족한 미소를 띄운다. 그러면 환자나 가족들은 한시름 놓고 '감사합니다.' 하면서 고개를 숙인다. 흔히 병원에서 볼 수 있는 광경이다.

그래서 일반 사람들은 오랫동안 '암은 잘라서 없애면 낫는다'고 믿어 왔다. 이른바 '수술신화'다.

그런데 이것은 거짓이다. 호시노 박사는 그의 저서 『암과 싸우는 의사의 거슨 요법』에서 '수술의 진실은 이렇다. 의사가 깨끗하게 제거했다고 말할 수 있는 것은 아주 초기일 뿐이다. 종양이 2~3cm나 그 이상 일 때는 외과의가 완전히 제거했다고 하더라도 사실은 그렇지 않다.'고 말했다.

암을 깨끗이 제거했다는 외과의의 말은 정확하게 말하면 '눈에 보이는 범위 내에서'라는 주석이 달린 것이다. 현미경을 들이대지 않으면 확인할 수 없는 아주 작은 암까지 제거하기란 현재 외과 수술로는 불가능하다.

곤도 마코토 저 『암 치료 '상식'의 거짓』에 자신이 체험한 충격적인 이야기가 있다. 고명한 이비인후과 의사에게 그는 '왜 이 환자에게 방사선 치료를 빨리 하지 않는가?'라고 질문을 했다. 그러자 '젊은 의사들을 수련하기 위해서는 수술이 필요하니까' 하는 대답이 돌아왔다.

"나는 무척 놀랐다. 그리고 새로운 사실을 알았다. 의료라는 것이 환자를 위해서가 아니라 의사를 위해서 존재한다는 것을."

 암은 사느냐, 죽느냐 하는 사람의 생명이 달려있는 병이다. 환자에겐 치료법의 우열이 얼마나 중요한데, 젊은 의사들의 수련을 위해 수술부터 먼저 하는 경우가 있을 수 있는가?

 무나가타 하시오 박사도 암 수술에는 사뭇 부정적이다. '수술은 안 해도 좋다. 다만 종양이 너무 커서 목을 막아 버리거나 장을 물리적으로 막을 경우에는 어쩔 수 없이 수술을 고려해야 한다.'고 했다.

 김영삼 전 대통령의 주치의였던 서울대 병원 고창순 박사는 20대 대장암, 50대 십이지장암, 60대 간암을 앓았었다. 수술을 얼마나 많이 했으면 몸에 칼 댈 데가 없었다고 했을까.

 진행된 암은 수술을 아무리 많이 해도 치유할 수 없다. 암은 유전자가 변질된 전신병이기 때문이다.

Chapter 8

5년 생존율이 완치인가?

최근 보건복지부는 암환자의 생존율이 52%라고 발표하였다. 생존율이란 암 치료를 받고 5년간 살아있는 확률을 말한다. 현대의학에선 치료 후 5년이 지나도 암이 재발되지 않으면 완치된 것으로 간주한다. 즉 암환자 2명 중 한 명은 완치된다는 의미다.

그러나 결코 그렇지 않다. 5년 생존율이 완치를 말하는 것이 아니기 때문이다. 킨제이보고서에는 5년 생존율이 20%라고 했다. '항암제로 살해당하다' 책에는 일본의 암 사망자 80%가 암의 3대 요법 때문에 죽는다고 했다.

아보 교수는 '항암제, 방사선, 수술이라는 「암의 3대 요법」이 암 치료를 가로 막는다.'고 주장하고 있다. 그는 평범한 사람이 아니다. 일본의 유명 대학의 의학부 교수이자 현역 의사인데도 이렇게 확실하게 단언하였다.

이것은 일종의 양심선언이다. 아보 교수의 용기와 사명감에 깊은 감명을 받지 않을 수 없다. 그의 발언은 의학계 뿐 아니라 전국의 암 전문의, 병원, 제약 회사에 퍼져 나갔다. 뿐만 아니라 후생성 관료에서 각종 이권에 얽힌 정·재계 인물들까지 모두 적으로 만드는 것이었다. 그리고 현대의학의 3대 요법을 신봉해 온 수많은 암 환자들과 그 가족들, 또 암 의료 관계자들에게 경악스러운 일이 아닐 수 없다.

기쿠치 겐이치의 저서 「암 환자로서 장기 생존한 의사들」을 보면 의사 자신들이 항암제, 방사선 치료를 거부한 결과, 5명 가운데 4명의 암을 극복한 사례가 실려 있다. 그런가 하면, 암 3대 요법에 의지했던 사람들은 대부분 예외 없이 비참한 최후를 맞이하였다.

오카야마 대학 의학부 부속병원에서 연간 사망하는 암 환자의 진료 기록 카드를 정밀하게 조사하였다. 이 결과를 보면 80%의 암 환자가 암으로 죽은 것이 아니라 암 치료의 중대 부작용으로 사망하였다.

방사선 치료는 항암제보다 최악이라고 몇 명의 의사들이 증언하였다. 수술 역시 일본은 '필요도 없는' 데도 사람에게 칼을

대는 일이 캐나다보다 16배나 더 많다.

 이처럼 암 '3대 요법'으로 학살(?)당하고 있는 암 환자는 80%에 달한다는 사실이 입증되었다.

 이 조사 내용을 젊은 의사가 박사학위 논문에 담아 오카야마 대학에 제출하였다. 놀라운 것은 의학부 학장이 눈 앞에서 그 논문을 찢어 버렸다는 것이다.

 미국의 메소티스트 병원장 셋틸렐로 박사는 말기 전립선암으로 1년 밖에 살 수 없다는 시한부 선고를 받았다. 그는 일체의 병원치료를 끊고 잘못된 식생활을 고쳐 말기암을 깨끗이 고쳤다. 이는 과연 무엇을 말하는가? 묻지 않을 수 없다.

Chapter 9

항암제!
약이냐 독이냐?

10여 년 전, 이스라엘에서 병원이 한 달간 파업을 한 일이 있었다. 이 기간 동안 이스라엘 국민의 사망률이 절반으로 줄어들었다. 놀라운 것은 파업이 끝나자 사망률은 원상태로 늘어났다.

이는 무엇을 말하는가? 현대의료가 환자들의 병을 고치기는커녕 대량죽음을 자행하는 경악스러운 일을 저지르고 있다. 차라리 병원을 선택하지 않았으면 그들은 무사할 수 있었을 것이다. 이와 같은 조사결과는 이스라엘 뿐만 아니라 세계 각지에서 많은 예를 찾아볼 수 있다.

문제는 이런 비극적인 참상의 전형적인 예가 바로 암 치료 현장이란 점이다. 일본에서 매년 33만 명의 암 환자가 숨을 거둔다. 그런데 유족들은 철석같이 '암 때문에 죽었다'고 믿고 있다. 그런데 그 중에 약 8할에 이르는 26만 명은 암으로 죽는 것이 아니다.

맹독성 항암제, 방사선, 불필요한 수술 등과 같은 암 치료에 따른 중대한 부작용으로 '사망'한다. 많은 암 전문의가 '사실은 암 환자의 70~80%가 암으로 죽은 것이 아니다.'라고 말하면서 목소리를 낮추었다. 8할이나 되는 암 환자가 암 치료의 부작용으로 인해 죽었다니 참으로 안타깝다. 이것은 일본 국립 강산대학교 부속 병원의 임상연구를 통해 밝혀진 사실이다.

일본 의사 271명에게 '당신이 암에 걸렸을 때 항암제를 받겠습니까?' 하고 조사를 하였다. 270명이 '절대 나는 항암제를 하지 않겠다.'고 했었다.

면역학의 세계적인 권위자인 일본 니가타 대학교 아보 도오루 박사는 암의 3대 요법에 대해 이렇게 말했다.

"항암제, 방사선, 수술. 이 세 가지 치료법은 유감스럽게도 암 치유를 저해하는 최대요인이 되고 있다. 오랫동안 면역을 연구해 온 입장에서 여러분에게 꼭 말하고 싶은 것은 항암제, 방사선 치료는 절대 받아서는 안 된다는 사실이다. 그리고 수술은 원칙적으로 하지 않는 것이 낫다."

1985년 미국 의회에서 미 국립 암 연구소NCI 데비타 소장이

한 경악스러운 증언이다. 데비타 소장은 '항암제 치료는 암을 고칠 수 없으며 오히려 암을 키울 뿐이다.' 라고 말했다. 1988년 동 연구소는 '암의 병인학' 이라는 수천페이지에 달하는 보고서에서 '항암제는 무력할 뿐이다. 맹독성 독극물로 새로운 암을 발생시키는 증암제이다' 라는 놀라운 사실을 발표했다. 항암제가 과연 약인가, 독인가? 묻지 않을 수 없다.

암 치료를 받다가 부작용으로 죽어간 사람들이 우리 가족이라 생각할 때 어떻겠는가? 환자를 살리고자 하는 현대의료가 결과적으로 환자를 죽음으로 몰아넣는 사실에 의사는 물론 가족들도 이제는 눈을 떠야만 한다.

정말 무지몽매한 존재는 그들만이 아니다. 바로 현대의료에 편승한 우리들 자신이란 것을 알아야 한다.

Chapter 10

항암제로 암을 고칠 수 없다

1985년 미국 국립 암 연구소의 데비타 소장은 미국 의회에서 '항암제로 암을 고칠 수 없다'고 증언했다. 1988년 동 연구소가 발표한 보고서에는 항암제는 암을 몇 배로 늘리는 증암제라고 판정되어 있다.

현재 일본에서 암으로 인한 사망자 33만 명 가운데 70~80%가 사실 항암치료 등으로 인해 목숨을 잃었다.

항암제의 정체는 맹독성 독극물이다. 첨부문서에 보면 독극물이라고 분명하게 쓰여 있다. 항암제는 독성이 강하기 때문에 계속 투여하면 암은 악성화 되고, 마침내 '독살'로 숨을 거두고 만다.

일본에서는 이런 부분을 묵살한 '의료'라는 이름의 살인행

위가 아주 당당하게 행해지고 있다.

우리는 현대의학이 병으로 고통 받는 환자를 낫게 해 준다고 정말 믿고 있다. 일본 뿐만 아니라 세계 대부분의 사람들이 이것을 믿고 있음이 사실이다. 왜냐하면 순백의 청결한 병원에서 진찰해 주는 사람은, 하얀 가운을 입은 인텔리인 총명한 의사 선생님들이기 때문이다. 그런 분들의 두뇌에는 최신 의학지식이 가득 차 있을 것이다. 우리는 사용되는 약품도 세계 첨단의 과학기술로 만든 더없이 유효성이 높은 것이라고 믿고 있다.

그러나 항암제가 결과적으로 무서운 살인제인 것을 보니, 그러한 우리의 믿음은 뿌리부터 산산히 부서져 버린다.

일본의 암 의료의 최고 책임부서인 정부 후생노동성의 담당 기술관이 '항암제가 암을 고치지 못하는 것은 상식'이라고 딱 잘라 말했다. '항암제는 맹독으로, 많은 암 환자는 그 독으로 인해 죽고 있다'라고 분명하게 말했다. 이것을 세간에서는 '독살'이라고 하는 것이다. 사람을 살리는 병원에서 암 환자의 '독살'이 지금도 이루어지고 있다고 하니 정말 믿어지지가 않는다.

후생노동성 담당자는 '항암제는 강력한 발암물질'이라고도 분명히 말했다. 항암제를 써서 새로운 암을 만들고 있는 것이다. 항암제의 정체는 '증암제增癌劑'였던 것이다.

더구나 항암제는 조혈기능을 파괴한다. 그 때 암세포와 싸우는 면역력의 세포도 섬멸된다. 항암제는 암과 싸우는 병사들을 모두 죽여버리고, 기뻐하는 것은 암세포뿐이다. 항암제의 정체는 암의 '응원제應援劑'였던 것이다.

일본에서 의사 271명에게 '당신이 암에 걸린다면 항암제를 쓰겠는가?' 하고 조사를 했다. 270명이 단호하게 '노!'라고 대답했다.

'항암제로 살해당하다'의 저자 후나세 순스케씨는 '한국의 독자 여러분, 「'항암제의 정체'를 똑똑히 기억하시기 바란다.」고 말했다.

Chapter 11
항암제의 정체

 항암제는 맹독이다. 간단히 말하면 항암제는 암에 효과가 없다. 그리고 암을 고치지도 못한다. 이 약으로 남는 것은 처참하고 전율할 '중대부작용'들 뿐이다. 피부에 살짝 닿기만 해도 피부세포를 흐물흐물하게 녹일 정도로 무서운 '세포독'인 것이다. 이 '독극물'을 몸 속에 주입하면 환자의 전신세포, 장기는 맹독성으로 인해 공황상태에 빠져 여러가지 무시무시한 중독증상을 나타낸다.

 일본의 곤도 마코토 의사가 펴 낸 '신 항암제의 부작용을 알 수 있는 책'이 있다. 첫 장에 실려 있는 '항암제 치료 실험 주사놀이'라는 삽화를 보면 충격을 받는다. 특히 독극물인 치험약治驗藥을 '어느 정도의 양으로 죽는가'를 알아보는 부분이다. 아무 것도 모르는 환자에게 항암제를 몰래 투여하여 어떻게 죽는지를 관찰하는 독성실험이다. 온 몸의 털이 곤두선다. 마치 이는 일본군 731부대다. 중국인을 '실험용'으로 행한 생체실험과 다를 바가 없지 않은가! 아니 이런 독극물 투여는 항암제란 이름으로 저지르는 살인 범죄 행위가 아니고 무엇인가?

항암제의 정체를 알려면 '의약품 첨부 문서'를 보면 알 수 있다. 항암제로 목숨을 잃지 않기 위해서는 반드시 보아야 한다. 부작용으로 목숨을 잃었을 때 그 책임을 묻기 위해서도 반드시 이 문서를 확보해 두어야 한다.

의약품 첨부 문서란 쉽게 말하면 제약업체 등이 환자의 안전을 위해 기록한 설명서다.

약의 용법, 용량, 효능 외에 사용상의 주의, 금기, 중대부작용, 예방과 회피 방법들을 명기한 것이다. 항암제의 '첨부 문서'를 보면 약의 주작용유효율에 관한 기재가 전혀 없다. 반면 부작용에 대한 내용은 눈이 돌아갈 정도로 방대하고 다양하게 많다. 즉 항암제가 '효과 있다'는 기술은 한 글자도 없이 '유해하다'는 내용의 기재와 경고문들로 가득 차 있다.

제약업체는 이렇게 '정보 공개'를 해 두지 않으면 부작용으로 사망했을 때 업무상 과실치사죄 등의 중대한 형사 책임을 져야 한다. 최근 일본에서 항암제 '이레사'로 246명의 암환자를 사망케 한 사건이 있었다. 제조업체가 의약품 첨부 문서에 그 중대 부작용을 경고하지 않았기 때문에 유족들이 소송을 제기한 것이다.

후나세 순스케의 '항암제로 살해당하다'의 책엔 이렇게 쓰여 있다.

"이는 항암제를 이용한 엄연한 범죄다. 항암제라는 이름의 독극물에 의한 집단 살육이다.

수만, 수십만 명에 이르는 암환자들이 '백색거탑' 안에서 인자한 웃음을 띤 백색 가운의 의사들과 헌신적인 간호사들에 의해 조용하면서도 확실하게 항암제라는 '독극물'을 주입받으며 오늘도 약살藥殺되고 있다."

Chapter 12
방사선 치료는 하지말자

2004년 8월 31일자 하버드 의대 뉴스리뷰지에 암 환자를 크게 실망케 한 기사가 게재되었다.

유방 X선 사진Mammogram을 한 번 찍을 때 발생하는 암세포 숫자가 1억 개나 된다는 것이다. 사실 X-ray 광선이 세포에 해롭다는 것은 이미 오래전부터 알려진 사실이다. 그러나 구체적으로 얼마나 어떻게 인체에 해를 주는지는 밝혀지지 않았었다.

미국 컬럼비아 대학에서 연구한 결과가 지난해 9월 방사선 학회지에 발표되면서 하버드 대학에서도 논평을 하게 되었다.

현재 일상적으로 활용되는 몸 전체 CT Scan은 유방X선 사진을 찍을 때 쪼이는 X-ray 광선의 100배 이상이 몸에 투입된다. 이것은 일본 히로시마와 나가사끼에 투하된 핵폭탄에서 쪼인 생존자들의 방사선 양과 비교된다.

요즈음 CT 촬영은 대중화된 진단 방법 중 하나이다. 암의 조기 발견을 위하여 정기적으로 CT 촬영을 하는 경우가 많이 있다. 문제는 방사선에 대한 해로움이나 부작용에 대하여 유의하는 사람은 그리 많지 않다는 것이다.

X-ray광선은 세포의 구조를 변질시키는 에너지를 갖고 있기 때문에 유전자를 파괴한다.

검사를 하는 근본적인 이유는 두려움, 불안감, 호기심 때문이다. 그런데 검사 결과, 역시 두려움, 불안감은 제거되지 않지만 호기심은 해결되는 것처럼 보인다. 여기서 많은 사람들이 기만당하고 있는 것이다. 호기심만 해결되면 모든 문제가 풀리는 것으로 착각하고 있다. 진정한 해결책은 무의식 속에 숨어 있는 두려움과 불안감을 완전히 제거하는 것이다.

방사선은 그 유해성 때문에 1년간 피폭량을 법으로 엄격히 정하고 있다. 원자력 발전소 근무자는 1년 간 20mSv이다. 그 이상 피폭되어 백혈병 같은 암에 걸리면 산업재해로 인정된다. 그런데 암 환자가 1년에 보통 CT 30장~60장 찍는다. 이 양은 10mSv × 60=600mSv이다.

건강한 사람이 질병이 있나 없나를 알기 위해 CT Scan을 하는 것은 절대로 피해야 된다. 방사선외에 다른 진단 방법들을 활용하는 것을 우선으로 해야 한다.

또 방사선 치료는 강한 광선을 쪼여 암 덩어리를 녹이는 방법이다. 문제는 그 와중에 정상세포들이 같이 죽는다는 것이다. 그렇기 때문에 암이 걸렸을 때 방사선 치료는 피하는 게 상책이다.

방사선 치료를 하면 암이 치유될 수 있을까? 절대 그렇지 않다. 그런데 왜 애써 방사선 치료를 받으려고 하는가? 정말 되묻지 않을 수 없다.

'나는 너희를 치료하는 여호와임이라' 출 15:26

Part 2

웃음은 '만병통치약'

　웃음은 몸의 항체를 강화하고, 통증을 완화하며, 불면증을 고친다. 감기를 낫게 하고, 혈압·혈당을 내리고, 암을 고치는 1등 항암제이다.
　미국에서는 오래전부터 570여개 병원에서 웃음을 치료에 적극적으로 이용하고 있다.

Chapter 1
웃음은 '인체의 꽃' 이다

영국의 건강관리센터 스튜어트 캠벨교수는 3,4차원 스캐닝을 통해 태아의 모습을 관찰한 바 있다.

태아는 자궁 속에서 이미 웃음과 하품, 눈 깜박거림 등 다양한 표정을 짓는다는 것이다. 이것은 아기들이 출생 후 엄마로부터 웃음 등 표정을 배운다는 기존 의학계의 주장을 뒤집는 주장이다.

하나님께서 우리 인간을 창조하실 때, 이미 뇌에 웃음보를 만들어 주셨다. 그래서 사랑하는 자녀들이 어떤 환경과 고난이 닥쳐와도 '항상 기뻐하라' 살전 5:16고 하신 것이다. 이 말씀에는 하나님의 깊은 사랑이 담겨 있다. 어떤 환경에 처해 있더라도 항상 기뻐하며 고난을 이기고 사는 것이 하나님의 뜻 살전 5:18

이다.

웃음은 생리학적으로 뇌 활동에 의해 피어나는 '인체의 꽃'이다. 미국의 이차크 프리터박사가 간질환자 치료 중 왼쪽 대뇌의 사지통제 신경조직 앞에 있는 4㎠크기의 웃음보를 발견하였다. 이것은 자극을 받으면 웃게 하는 기능을 가진 뇌의 일부분이다.

이차크박사는 웃음보를 자극하면 우습지 않은 상태인데도 환자가 웃는 것을 알아냈다. 웃음보가 뺨의 근육을 움직이며 웃음동기를 부여한다는 사실도 확인했다. 이희동목사님은 찬양 중에 웃음보가 터지는 은사를 받기도 했다.

그 위치는 왼쪽 이마 옆 전두엽의 아래와 뇌 중간 윗부분이 겹치는 영역이다. 이 부분은 이성적 판단을 주관하는 이마 옆과 감정을 맡는 변연계가 만나는 'A10영역'이라 불린다. 이 곳에는 '도파민'이라고 불리는 신경전달물질이 많은 신경세포들로 가득 차 있다.

다시 말해서, 하나님이 병들었을 때 활용하라고 사람의 뇌에 웃음보를 달아 주신 것이다.

실제로, 웃음은 몸의 항체를 강화하고, 통증을 완화하며, 불면증을 고친다. 감기를 낫게 하고, 혈압·혈당을 내리고, 암을 고치는 1등 항암제이다.

미국에서는 오래전부터 570여개 병원에서 웃음을 치료에 적극적으로 이용하고 있다.

서울대병원 교수로 대통령 주치의도 했던 고창순 박사는 암을 달고 살았었다. 1957년 대장암, 1982년 십이지장암, 1997년 간암에 걸렸다. 그 후로도 여러번 작은 암 덩어리가 나와 몸에 더 메스질 할 곳이 없었다고 했다. 그는 웃음이 '부작용 없는 1등 항암제' 라는 것을 알고 웃음보를 떠뜨려 건강을 회복하였다.

웃음은 건강장수와 인생의 행복을 가장 쉽게 얻을 수 있는 지름길이다. 미국의 웃음박사인 클리포드 킨 교수는 '웃음이야말로 영육간에 최고의 보약이 아닐 수 없다' 라고 말했다.

Chapter 2
웃음이 확실한 항암제다

이조시대 궁중에 '웃음내시'가 있었다고 한다. 임금을 웃김으로써 근심, 걱정, 스트레스를 없애는 것이다. 웃으면 활력과 생기가 나며 약을 쓰지 않고도 병이 낫는다는 것을 이미 조상들이 알고 있었던 것 같다.

성경에는 약이라는 말이 별로 없다. 그런데 잠언 17:27에 '마음의 즐거움은 양약이라도 심령의 근심은 뼈로 마르게 하느니라'라고 하였다. 솔로몬은 마음을 즐겁게 하는 것이 진짜 약이란 것을 알고 있었다.

여기에서 좋은 약 즉, 양약은 보약을 말한다. 흔히들 보약이라고 하면 돈 들여서 사 먹는 것으로 생각하겠지만 진짜 보약은 성경에 있는 '마음의 즐거움'이란 것이다.

'심령의 근심'은 뼈까지도 마르게 한다고 하였다. 영어 성경 good news bible에서는 '뼈로 마르게' 라는 말을 암cancer이란 단어로 번역해 놓았다.

다시 말하자면 웃음의 약을 사용하면 암도 극복할 수 있다는 말이 아니겠는가? 사실 그렇다. 웃음이야말로 부작용 없는 확실한 1등 항암제이다.

미국에서는 웃음치료의 효과가 의학적으로 크게 인정을 받고 있다. 듀크대 종합 암센터, 뉴욕 향군병원, 버몬트메디컬센터 등 수많은 병원에서 웃음치료를 시행한다. 유머 도서실과 영상실, 그리고 유머 이동문고 등을 갖추고 병원을 운영하고 있다.

뉴욕의 콜럼비아 장로교 병원에서는 웃음치료단까지 발족하였다. 최근에는 하버드대에서 '유머치료'를 주제로 대규모 심포지엄도 열렸다고 한다. 1997년 9월 영국정부의 웨스터버밍햄 보건국은 마침내 '웃음소리 클리닉'의 개설을 허가했다. 웃음을 질병치료법으로 인정한 것이다.

오늘날 수많은 과학, 의학자들이 웃음과 건강에 대한 연구를 쏟아내고 있다. 뿐만 아니라 선진국 병원들은 웃음을 질병치료의 중요한 수단으로 오래 전부터 쓰고 있다. 우리나라에서도 서울의대를 비롯하여 수많은 대학병원에서 웃음치료를 시도하고 있다.

우리가 웃을 때 몸 안에서 생기는 호르몬이 엔돌핀이다. 그런데 하나님이 주신 기쁨, 즉 영적인 기쁨이 충만할 때 호르몬이 발견되었는데 그것이 다이놀핀이라는 것이다.

다이너마이트에 쓰이는 '다이너'란 말은 100배를 의미한다. 다이놀핀은 엔돌핀의 100배에 해당하는 효능을 가졌다고 해서 붙여진 이름이다. 엔돌핀은 모르핀의 진통효과보다 100배 이상이고 다이놀핀의 효과는 엔돌핀의 100배이므로 모르핀의 10,000배가 되는 셈이다.

놀라운 것은, 이렇게 강력한 물질이 '주 안에서' 웃고 기뻐할 때 인체에서 만들어진다는 것이다. '주 안에서 기뻐하라 다시 말하노니 기뻐하라' 빌 4:4

Chapter 3
웃음이 진짜 만병통치약

요즘, 청소년 사회뿐 아니라 사회 각계, 각층에서 '얼짱'이란 말이 유행어로 번지고 있다.

한 설문조사에 의하면 조사대상 여대생의 과반수가 성형수술을 받은 적이 있다. 그 중 70%가 또 다른 부위의 수술이나 동일 부위의 2차수술을 하겠다고 했다.

성형중독자들은 일주일에 3시간 이상을 인터넷이나 성형정보지들을 서핑surfing한다. 이런 사람들은 성형수술이 마음에 들지 않는다고 여러 차례 후속수술을 받기도 한다. 그러다가 부작용 때문에 '얼짱'은 커녕 '추짱'이 되어 자살하는 여대생도 있다. 심지어 성형수술 중에 사망하는 사람도 있으니 기가 찰 노릇이다.

그렇다면 돈 들이지 않고 부작용도 없는 '얼짱'의 비밀은 없을까? 웃는 것이다.

웃는 얼굴처럼 예쁜 얼굴은 없다. 아무리 예쁘고 멋있는 사람이라 할지라도 화가 난 모습처럼 보기 싫은 '얼짱'도 없다. 반면에 항상 웃음을 머금으면 '추짱'이라도 그렇게 예쁘고 멋있는 '얼짱'일 수가 없다.

웃음건강을 40여년간 연구해 온 윌리엄 프라이박사는 '한 번 크게 웃으면 10분간 빠르게 걷는 것과 같고 윗몸일으키기를 25번 하는 만큼 효과가 있다. 10초동안 배꼽을 잡고 껄껄껄 웃으면 3분동안 힘차게 보트의 노를 젓는 것과 같은 효과가 있다.'고 했다.

하루에 2분만 웃어도 36분 동안 힘차게 보트의 노를 젓는 운동효과가 나타난다. 얼마나 놀라운 사실인가? 미국의 웃음치료권위자인 비크박사도 웃음은 '체내의 조깅 또는 내장맛사지'라고 예찬한 바 있다.

펜실베니아 의대 교수인 벤프리터 박사는 관절염, 류마티스의 세계적인 권위자이다. 그런데 공교롭게도 그는 류마티스에 걸려 심한 고통을 견디지 못해 병원에 입원하게 되었다. 어찌나 통증이 심했던지 차라리 죽어버리는 것이 좋겠다는 생각이 들 정도였다.

어느날, 그는 우연히 TV 코미디 프로를 보면서 폭소를 연발 터뜨리게 되었다. 그런데 그 프로그램을 끝까지 보는 사이에 자기도 모르게 통증이 없어진 것이다. 그 후로 그는 웃음을 생활화하면서 120세까지 건강하게 살았다.

웃음치료의 아버지라 불리는 노먼 커즌은 의사도 포기했던 난치병을 웃음으로 고쳤다. 저널리스트였던 그는 직접 치유체험을 극명한 논문으로 증명하여 UCLA대학 의학부 정교수로 초빙되었다.

버트란트 러셀은 웃음은 만병통치약이라고 말했다. '웃음치료'야말로 코페르니쿠스적인 발상이 아닐 수 없다. 웃자. 항상 웃자. 웃으면 건강과 아름다움을 한꺼번에 얻을 수 있다.

'주 안에서 항상 기뻐하라 내가 다시 말하노니 기뻐하라' 빌 4:4

Chapter 4

수정란에 건강설계도가 있다

 사람은 4% 흙의 성분과 96% 공기 중의 원소로 구성되어 있다. 즉 나트륨, 철 등 흙으로부터 나온 원소와 산소68%, 탄소15%, 수소10%, 질소3%의 공기 중 원소로 되어있다.

 인체를 세분하면 세포, 분자, 원자, 원자핵이 있는데, 원자핵 가운데는 양성자, 중성자가 있고, 그 주변을 전자가 돌고 있다. 원자핵은 열을 가하면 폭발하는데 이것이 원자탄의 원리이다. 중성자는 같은 것끼리 강력한 힘으로 서로 밀어내기 때문에 폭발하지 않을 수 없다.

 그런데 열을 가하기 전에는 왜 체내 원자핵이 폭발하지 않는가?

 영국의 캠브리지 대학의 존스 홉킨스 박사에게 기자가 물었다. '원자핵을 붙들고 있는 막강한 힘은 어디서 옵니까?' 존스 홉킨스 박사는 '나는 교회에는 다니지 않지만 그 힘은 창조주 하나님으로부터 온다.' 라고 말했다.

 난자와 정자가 결합한 것이 수정란이다. 그것은 물주머니다. 생명이 물주머니에서 탄생된다.
 수정란 한 개가 두 개가 되고 두 개가 네 개 되고 네 개가 여덟 개로 핵분열을 거듭한다.
 이 때 한 수정란을 쪼개어 보면, 그 아이가 자라났을 때의 '건강설계도'를 알 수 있다. 키가 얼마나 크고, 머리는 곱슬머리이며, 몇 살 때쯤에는 간에 암이 생긴다는 것이 입력되어 있다. 수정란이 자궁벽에 착상되기 전에 진단할 수 있다고 해서 이것을 현대의학에서는 '착상전 진단' 이라고 한다.
 '내가 너를 복중에 짓기 전에 너를 알았고' 렘 1:5 우리는 하나님 아버지의 기막힌 섭리를 보고 정말 놀라지 않을 수 없다.
 수정 후 5주가 되면 심장이 생겨 수축 확장 작용을 반복한다. 심장이 수축할 때마다 빛이 난다. 하루에 심장은 10만 번씩 뛴다.
 심장이 너무 빨리 뛰거나 너무 느리게 뛰면 사람은 죽는다. 심장 박동 조절은 인간이 할 수 없기 때문에 제3자가 콘트롤하고 있음을 알 수 있다.

심장이 발산하는 심장의 전류를 기록한 것이 '심전도'이다. 병원 응급실이나 중환자실에 가면 환자 침상 머리맡에 기록 도표를 걸어둔 것을 볼 수 있다. 그런데 심장이 수축할 때는 빛이 나고 확장될 때는 빛이 없다. 이 때 빛이 오지 않아 심장이 멎으면 사람은 죽게 된다. 우리는 하루에 십만 번씩 죽었다 살았다 하는 셈이다.

"여호와는 죽이기도 하시고 살리기도 하시며" 삼상 2:6

인간은 하나님이 만드신 신묘막측한 정밀기계와 같다. 우리는 생사회복이 실로 하나님께 달려 있음을 항상 기억하고 살아야 한다.

"그는 우리를 지으신 자시요 우리는 그의 기르시는 양이로다" 시 100:3

Chapter 5
믿음은 치유제, 약은 치료제다

성경에 예수님께서 병자를 치유하고 귀신을 추방하는 이야기가 무려 30여 차례 나온다. 예수님이 사역하신 치유, 복음, 교육 3대 사역 가운데 치유사역이 중요한 요소란 것을 알 수 있다.

"네 믿음대로 될 것이다." 이는 예수님께서 병자들을 치유하실 때 쓰시는 전문용어이다. 한 중풍병자를 네 친구가 떠메고 왔을 때, 예수님은 '그들의 믿음을 보시고' 낫게 해 주셨다.막 2:5 혈루증으로 고생하는 여인이 옷깃을 만지자, 예수님은 '네 믿음이 너를 낫게 했다.'고 하셨다.막 5:34, 10:52, 눅 17:19 한 귀신들린 아이의 아버지는 예수님에게 '할 수 있으면' 아이를 구해달라고 했다.막 9:14~27 이에 대하여 예수님은 어떻게 말씀하

셨는가? '할 수만 있으면이 무슨 말이냐, 믿는 사람에게는 불가능한 것이 없다.'고 하셨다. 막 9:23

하루는 예수님께서 제자들과 함께 자기 고향 나사렛을 방문하셨는데, 그곳에서는 도대체 기적을 행할 수 없었다. 왜 그런가? '고향 사람들이 믿음이 없었기 때문이라고 한다.' 막 6:5

병자의 믿음이 병을 고친다. 믿음pistis의 성격은 무엇인가? 그것은 단순히 예수님께서 내 병을 고쳐주실 수 있으리라는 신뢰이다. 예수님께서 내 병을 고쳐주실 수 있다는 병자의 믿음이 병을 고친 것이다.

일반적으로 병자의 믿음이 강할수록 그 효과는 더욱 크게 나타나기 마련이다. 그래서 예수님은 '누구든지 마음에 의심을 품지 않고 자기가 말한 대로 되리라고 믿기만 하면, 그대로 될 것이다.' 막 11:23라고 말씀하셨다.

1978년 캘리포니아 대학교의 레빈, 골든, 휠드 등이 51명의 남녀를 대상으로 실험을 하였다. 사랑니 발치 과정에서 플라시보placebo, 시험용 가짜약효과를 실험하였다. 의사나 환자 모두 어느 것이 진짜이고 어느 것이 가짜인지 모르도록 했다. 이 실험에 응한 환자의 40%가 가짜약에 의하여 진통이 되었다. 진짜 진통제를 맞은 환자는 가짜 진통제를 맞은 환자보다 더 큰 고통을 느꼈다.

이 결과를 볼 때 진통을 멈추게 하는 것은 진통제보다는 믿음이 더 큰 효과가 있다는 것을 알 수 있다. 환자의 믿음은 자기 몸에서 엔돌핀을 생성시켜 통증을 완화시키는 작용을 한다. 체내 엔돌핀은 모르핀의 200~300배 효과가 있다.

믿음은 병을 낫게도 하고 나쁘게도 한다. 일체유심조一切唯心造다. 사람의 생각이나 믿음은 실로 놀라운 자연치유력 Homeostasis을 갖고 있다. 믿음이야말로 병을 근본적으로 고치는 진짜치유제이고, 약은 증상만 제거하는 보조적인 치료제란 것을 알아야 한다.

"네 믿음이 너를 구원하였느니라." 막 5:52

Chapter 6
말씀이 곧 약이다

 미국의 노먼 커즌즈는 손가락 하나도 까딱할 수 없는 강직성 척수염에 걸렸었다. 이 병은 500명에 한 사람 고칠까 말까 하는 희귀병이다. 어찌나 아프던지 차라리 죽는 게 좋다는 생각이 들 정도였다.

 그는 우연히 TV 코미디 프로를 보면서 폭소를 연발로 터뜨리게 되었다. 그런데 그 프로그램을 끝까지 보는 사이에 신기한 일이 일어났다. 2시간 동안 통증이 일어나지 않는 것이었다. 그는 웃음으로 불치병을 고치고, UCLA대학에 의학부 정교수가 되었다.

 미국의 백만장자 밀턴은 불치병에 걸려 매일 밤 잠을 이룰 수가 없었다. 그는 스위스 칼 구스티브 융 박사가 시키는 대로,

모스크바에서 수백리 떨어져 있는 한 수도원으로 갔다. 수도사는 그에게 주기도문을 매일 계속 외우도록 지시했다. 그는 수도사가 시키는 대로 20일째 주기도문을 2,000번 외우는 중에, 불치병을 깨끗이 고침 받았다.

일본의 가와가미 기이치는 2차 대전 때 일본 군인으로 참전했었다. 패전을 당하고 고향에 돌아왔다. 고향에서는 패잔병이 왔다고 그를 '왕따' 시켰다. 그는 너무도 큰 충격을 받아 전신마비를 일으키게 되었다. 얼굴 하나만 제외하고 온 전신을 꼼짝달싹할 수가 없었다.

그런데 그의 친구 의사인 후치다 박사가 '감사합니다'만 자꾸 외치라는 처방을 내려 주었다. 그는 시키는대로 '감사합니다'만 계속 외치고 있었다.

어느날 막내아이가 진짜 감을 사가지고 왔다. '아버지, 감 드세요'라고 말했다. 그런데 그는 자신도 모르게 손을 쓱 내밀었던 것이다. 그 길로 손, 발이 움직여지면서 전신마비가 풀리고 불치병을 고치게 되었다.

'항상 기뻐하라 쉬지 말고 기도하라 범사에 감사하라 이것이 그리스도 예수 안에서 너희를 향하신 하나님의 뜻이니라' 살전 5:16~18 이 말씀이 곧 약이다. 말씀대로 실천하면 회복의 역사가 일어나는 것이다.

성경에는 약이라는 것이 별로 없다. 기쁨과 기도와 감사가 신약神藥인 셈이다. 장수촌에는 병도 없고, 약도 없다. 창조주 섭리대로 살기 때문이다. '마음의 즐거움이 양약' 잠 17:22이다. 하나님 뜻대로 살면, 위대한 자연치유력Homeostasis이 나와 모든 병을 고치게 된다. 예부터 '병은 하나님이 고치고 돈은 의사가 먹는다'고 했다.

Chapter 7

위약도 믿고 먹으면 효과가 있다

1954년 울프 박사는 임산부에게 구토를 유발하는 이피캑이란 약을 주면서 입덧이 없어질 것이라고 말했다. 이 약은 거의 100% 구토하게 만든다. 하지만 그녀는 토하기는커녕 메스꺼움이 거의 없어져 아주 기뻐했었다.

볼게이시 박사는 심한 위궤양 환자들을 두 그룹으로 나누어서 실험을 하였다. 첫 번째 그룹에는 약 성분이 전혀 없는 주사를 놓으며 '좋은 약이니 빨리 치료될 것이다'라고 말했다. 두 번째 그룹에는 같은 주사를 놓으면서 '실험중인 약인데 아직 그 효과는 확실히 모른다'고 했다. 과연 어떤 결과를 가져왔을까? 첫 번째 그룹은 70%가 빠르게 회복했고, 두 번째 그룹은

겨우 25%가 호전을 보였다.

한 실험 자료는 정신과 환자들이 매일 약을 복용하기만 하면 그들의 행동과 기분이 상당히 좋아진다고 하였다. 약의 성분이 중요한 것이 아니다. 단지 약을 먹었다는 사실만으로 그들의 행동이 달라지는 것이다.

최근 들어 위약placebo 효과의 중요성이 부각되고 있다. 위약이란 가짜 약을 말한다. 사람이 병이 났을 때 약이나 의술을 쓰지 않고 신체에 변화를 일으켜 내부에서 효과를 내게 하는 것을 말한다.

플라세보는 진통제 외에 다른 치료요법에도 쓰인다. 약물 치료와 수술을 동원한 치료 방법의 30~70%는 플라세보이다.

오늘날 의료진은 플라세보를 관리하는 데에만 급급한 나머지 그 원리와 효과에 대한 연구는 뒷전인 것이 사실이다.

플라세보는 약 성분이 전혀 없다. 몸 안에 투입해도 아무런 효과가 없는 물질이다. 그렇다면 어이없는 일이 아닌가? 약을 사용하는 이유는 병균을 죽이고 질환을 치유하기 위해서이다. 환자는 약을 복용할 때 자신의 병이 나을 것이라는 기대를 품는다. 이 때 통증이 심한 환자에게 플라세보를 사용하면 체내에서 진통효과를 내는 뇌 내 호르몬을 생산해 낸다. 이런 것을 보면 위약이 환자 치료에 얼마나 중요한지 모른다. 다시 말해서 플라세보에 마술적 효과가 있는 것이 아니라, 믿음이 통증을 멎게 한다는 것이다.

미국의 존 자원 박사는 깊은 기도를 통하여 몸 속에서 특별한 치료효과가 나는 것을 확인한 바 있다.

실제, 환자 자신이 믿고 기도하면 놀라운 치유효과가 나온다. 면역기능을 항진시키는 백신이 나오고, 병균 침입을 막고 살균해 주는 항독소가 생긴다. 뿐만 아니라 이상 발효나 부패를 방지하는 엔티셉틴이 분비되기까지 한다.

그러므로 '치병 건강'을 위해서는 빠뜨릴 수 없는 것이 믿고 기도하는 일이 아닐 수 없다.

'나는 너희를 치료하는 여호와임이라' 출 15:26

Chapter 8
감사가 곧 치료다

 발명왕 에디슨은 귀머거리였었다. 그는 말년에 '내가 젊은 날에 귀머거리가 됨으로써 소리가 들리지 않아 연구에 몰두할 수 있었다. 청각장애는 나에게 많은 도움이 되었다. 참으로 감사한 일'이라고 고백을 했었다.

 그는 젊은 시절 청각 장애인이 되었다. 그렇지만 그는 자신의 의지와 상관없이 닥쳐온 사건들을 긍정적으로 대처할 줄 아는 사람이었다. 그는 청각 장애라는 장애물까지도 부정적으로 보기 보다는 감사하는 마음으로 받아들였던 것이다.

 토인비가 즐겨 사용한 일화가 있다. 대서양 먼 바다에서 청어를 잡아 유럽시장에 팔던 어부들이 있었다. 바다에서 시장까지 거리가 너무 멀어 잡은 청어들이 다 죽기 때문에 제값을 받지 못했었다. 그런데 어부 중 한 명은 청어를 시장까지 산채로 가져와서 비싼 값으로 파는 것이었다. 그 비밀을 알아보니 청어를 잡은 물통 속에 메기를 한 마리 집어넣은 것이었다. 메기가 청어 머리를 물려고 달려드니까 청어는 물리지 않으려고 머리를 뒤로 피하고, 꼬리를 물려고 달려드니까 꼬리를 피하다 보니 죽을 시간이 없었다는 것이다.

사람의 경우도 마찬가지이다. 밀려오는 각종 스트레스에 긍정적으로 대처하면 그것이 삶의 활력소가 된다.

육신은 마음의 그림자란 말이 있다. 마음의 움직임에 따라 몸은 변한다.

사람은 감사하는 긍정적인 마음과 원망하는 부정적인 마음이 몸의 저항력에 절대적인 영향을 미친다. 뇌 속에서 분비되어 몸의 다양한 기관을 자극하는 50가지 이상의 호르몬을 통해 우리의 마음은 실제로 육신에 영향을 미친다.

반대로 몸으로 인해 마음에도 영향을 미치는 것은 마찬가지다. 심신은 상관관계를 이루고 있다.

그런데 심신의 모든 동작은 유전자에 의해 움직이며 그 유전자는 창조주 하나님이 조종하신다. 사람이 병이 들면 제일 먼

저 찾아가는 곳이 약국이나 병원이다. 그러나 거기서 받는 치료나 약이 병을 고치는 것이 아니다. 환자 몸 안에 하나님이 입력해 두신 위대한 자연 치유력이 병을 고치는 것이다.

하나님의 사랑이 환자의 마음을 통해 질병을 어떻게 회복시키는지에 대해 과학도 충분한 설명이 불가능했었다.

그러나 2001년 2월 16일 세계적인 과학 잡지인 싸이언스 Science에 발표된 바 유전자는 의미 즉, 진리에 반응한다는 것이었다.

'범사에 감사하라 이것이 그리스도 예수 안에서 너희를 향하신 하나님의 뜻이니라' 살전 5:18

감사가 곧 진리요 뜻이며 치료다. 그러므로 범사에 감사하는 마음으로 살면 병원신세를 지지 않고도 반드시 무병장수할 수 있다.

Chapter 9
인간은 스스로 존재할 수 없다

영혼은 말씀을 먹고, 육신은 음식을 먹는다. 말씀도 사랑이고, 음식도 사랑이다. 왜냐하면 말씀은 하나님이고, 하나님은 사랑이다. 음식 속에도 햇빛 에너지가 들어 있고, 그 또한 하나님 사랑의 산물이다.

식물이 잎사귀의 엽록소에서 탄소동화작용을 할 때, 공기 중의 탄산가스와 땅에서 흡수한 물을 합성하여 포도당을 만든다. 햇빛 에너지가 없으면 물과 탄산가스가 결합이 되지 않는다. 햇빛 에너지가 그것을 결합시켜준다.

사람이 음식을 먹으면, 그 속에 있는 포도당이 세포에 흡수된다. 미토콘드리아에 들어온 포도당이 코로 들어온 산소와 결합해서 타게 된다. 포도당은 100% 물과 탄산가스로 분해되어 몸 밖으로 나가 버린다. 그때 남아있던 체내 햇빛 에너지가 세포를 생존케 한다.

포도당이 함유된 사과를 먹을 때, 단순히 사과를 먹는 것이 아니다. 사실은, 그 안에 들어 있는 햇빛 에너지를 먹는 것이다. 그 햇빛 에너지가 바로 하나님이 주신 사랑의 산물이다.

사과는 맛도 좋고, 향기도 좋고, 색깔도 좋다. 생김새도 하트 모양으로 된 것이 아름답다. 그야말로, 보기도 좋고 먹음직도 하며, 탐스럽기도 하다. 사과는 하나님이 맺혀 주신 사랑의 열매요, 과일의 여왕이다.

그런데 하나님은 포도당을 분해시켜 다시 쓴다. 탄소동화작용을 통하여 사랑을 포장하고 열매 맺는 데 재활용한다.

해바라기는 넘어져 짓밟히면서도 얼굴은 태양을 따라 돈다. 우리는 한 개의 사과를 먹을 때에도, 하나님 사랑을 잊으면 안 된다.

우리의 영혼도, 육신도 하나님의 사랑이 없이는 잠시도 살 수가 없다. '그는 우리를 지으신 자시요, 우리는 그의 것이니 그의 백성이요, 그의 기르시는 양이로다' 시 100:3

그렇다면 태양은 어떻게 그 햇빛을 생산해 낼까?

태양도 질량이 있는 헬륨과 수소로 구성된 물질이다. 모든 물질은 반드시 외부에서 에너지를 받아야만 빛을 발할 수 있다. 스스로 에너지를 발생하거나 빛을 내는 물질은 존재하지 않는다. 이것은 현대물리학의 기본 법칙이다.

내가 지금도 아무런 문제없이 존재하고 있다는 사실 자체가 하나님의 은혜요 사랑이다. 우리는 이 은혜를 기억하고 살아야 한다.

인간은 스스로 존재할 수 없다. 우주에 그 어떤 것도 스스로 존재하는 것은 없다. 오직 스스로 존재하는 것은 하나님뿐이다. 하나님이 모세에게 이르시되 '나는 스스로 있는 자니라' 출 3:14

Chapter 10

화를 푸는데는 기도가 최고다

아담과 이브가 낳은 첫 아들이 가인이다. 그는 인간의 성행위를 통해 태어난 인류 최초의 인간이자 한편 인류 최초의 살인범이었다. 하나님께서 예물을 받지 않은 일로 인해 가인은 화가 나서 자기 동생을 돌로 쳐죽였다.

살인의 전 단계가 바로 분노였다. 사람이 화를 내고 분노하면 산성체질이 되어 남을 미워하는 마음이 생겨 사람을 죽이게 된다. 하나님께서는 '분을 내어도 죄를 짓지 말며 해가 지도록 분을 품지 말라.' 엡 4:26고 말씀하셨다.

한국 사람들은 성질이 급해서 예부터 화병으로 인하여 죽는 일이 많다. 화내는 것은 자기 명을 재촉하여 죽음을 부르는 것과 같다. 최근 연구에 의하면 신경을 자극하면 체내 지방이 갑

자기 변하여 혈관 중에서 콜레스테롤이 된다고 한다. 즉 우리가 화를 내면 콜레스테롤이 증가되어 동맥경화를 일으킨다는 것이다. 이 때 뇌일혈이 되면 신체가 반신불수가 되거나 사람이 죽게 된다. 사람이 분을 품고 노하는 것이 얼마나 무서운가를 알 수 있다.

미국의 엘마.케이츠는 사람의 호흡하는 숨을 유리관을 통하여 액체 공기로 냉각시킨 결과 약간의 침전물이 생기는 것을 보았다. 이 때 화를 내고 노한 사람의 침전물은 갈색이고, 고통과 비애를 느낀 사람의 것은 회색이었다. 그리고 잘못을 후회한 사람의 것은 분홍색임을 발견했다. 그런데 이 갈색의 침전물을 물에 녹여 쥐 몇 마리에다 주사를 놓았더니 몇 분 후 그 쥐가 모두 죽었다는 것이다. 사람이 분노했을 때 발생돼 숨 속에 묻어있는 이 갈색의 침전물이 얼마나 독한가를 알 수 있다.

한 사람의 인간이 꽉 막힌 방에서 한 시간 동안 계속 노하고 화를 내면 80명을 해칠 수 있는 독이 생긴다고 한다. 문제는 그것이 남이 아니고, 자기 자신을 죽이는 격이 되기 때문에 문제가 되는 것이다.

F.로에르 박사는 화학을 전공한 목사님이다. 그의 저서 '식물에 대한 기도의 힘'이라는 책에서 자기의 영적인 실험을 증

언했다. 한 그룹은 씨를 심기 전에 하나님께 기도하여 하나님의 존재하심을 나타내 주기를 기도하고 씨를 심었다. 또 한 그룹은 기도하지 않고 미워하는 마음으로 씨를 심었다.

그런데 그 결과는 기도하고 심은 쪽의 씨앗이 기도를 하지 않고 심은 쪽보다 4배나 빨리 자랐다는 것이다. 그 중에서도 자기 개인의 미운 감정이나 생각을 첨가하여 기도했을 때보다 다만 성령의 도움만을 바라면서 기도했을 때 효과가 엄청나게 컸다는 것이다.

사람이 화가 났을 때는 무엇보다도 쉬지 말고 기도 살전 5:17 하는 것이 최고다. '주 예수 그리스도여, 나에게 성령을 주시옵소서!' 계속 반복해서 기도하시길 바란다.

Part

3

식생활을 고치면 불치병은 없다

 사람이 병이 들면 누구나 찾는 곳이 병원, 약국이다. 그러나 약물로는 병을 고칠 수가 없다. 왜냐하면 암, 당뇨병, 고혈압, 간질환, 퇴행성관절염, 비만, 불면증, 천식 등 우리가 아는 거의 모든 병은 식생활습관병이다.

 식생활습관병은 병이 아니다. 잘못된 식생활습관만 고치면 된다. 주사나 약물도 필요 없다.

Chapter 1
비타민제, 먹어야 하나?

"비타민제보다는 오렌지 생과일 또는 생과일 쥬스를 규칙적으로 섭취하는 것이 가장 바람직하다."

이는 이탈리아 밀라노 대학의 식품과학 기술분과의 마리사 뽀리니 교수의 확신에 찬 말이다. 최근 인공 제조된 비타민 C 제보다 생과일 오렌지 내 비타민 C의 항산화 기능이 탁월함을 밝힌 연구결과가 세계적인 과학잡지 네이쳐에 실렸다.

이 밀라노 대학팀은 오렌지 연구뿐만 아니라 시금치와 브로컬리 내의 비타민이 제조된 비타민보다 항산화 기능이 뛰어나다는 것도 예전에 밝힌 바 있다. 이는 과일, 야채류에 함유된 천연 비타민 섭취의 중요성을 거듭 입증하는 것이다.

비타민은 크게 나눠 두 가지 종류가 있다. 하나는 우리가 식탁에서 먹는 자연식 안에 들어 있는 비타민이요, 또 하나는 회사에서 대량으로 만들어내는 이른바 합성 비타민이 바로 그것이다.

중요한 것은 비타민 혼자서는 할 수 있는 일이 별로 없다는 사실이다. 비타민이 작용하기 위해서는 플라보노이드와 같은 다른 물질이 협력해서 일을 하는데, 자연식품은 그런 여러 가지 물질을 갖고 있지만 합성 비타민제는 그런 물질이 없고 비타민만 있으니 별로 소용이 없다.

그럼에도 불구하고 비타민 회사들은 합성 비타민을 먹지 않으면 비타민 부족증에 걸릴 것처럼 선전을 하고 있다. 심지어는 심근경색, 뇌졸중, 우울증, 식욕부진 등 온갖 좋지 않은 증세들이 생길 수 있다고 한다. 게다가 노화도 방지해 주고 암도 예방한다는 말까지 하고 있다.

다음은 비타민 회사에서 주장하는 반드시 비타민제를 먹어야하는 사람들이다. 노약자, 아동, 10대 청소년, 흡연자, 과음하는 사람, 운동선수, 치료제, 피임약 복용자, 다이어트 하는 사람, 임신·수유부 등, 이 기준에 따르면 비타민을 안 먹어도 될 사람은 별로 없는 것 같다.

심지어 토마토보다 합성 비타민제가 훨씬 더 많은 영양소를 함유하고 있다는 광고도 있다. 이것은 말이 안 되는 소리다. 비타민의 '비'자도 모르는 세계 장수촌 사람들은 어떻게 해서 건강하게 살고 있는가!

조사에 따르면 한국인의 40%가 비타민제를 복용하며 남자보다는 여성, 젊은층보다는 50대 이상에서 더 많이 복용하고 있다고 한다.

과연 비타민제는 좋기만 한 것일까? 그렇지 않다.

그러나 비타민이나 미네랄의 결핍이 생기기 쉬운 사람의 경우에는 보충해 주어야 하지만 그것은 어디까지나 평소에 음식을 통해 보충하는 것이 가장 바람직하다.

하나님은 자연식 창 1:29안에 사람이 필요로 하는 모든 영양소를 다 넣어두셨다는 것을 알아야 한다.

Chapter 2
고혈압약 왜 평생 먹는가?

고혈압에 걸리면 현대의학에서 내릴 처방은 뻔하다. 의사가 환자에게 처방하면서 '평생토록 약을 먹어야 합니다.'라고 말한다. 이는 약으로는 고혈압을 완치할 수 없다는 말이다. 약물은 일시적으로 혈압을 낮추고 혈압 수치를 관리하는 데 그칠 뿐 고혈압을 근본적으로 고치는 것은 불가능하다. 그런데 왜 죽을 때까지 고혈압약을 먹어야 하는가?

고혈압을 고치려면 먼저 원인을 제거하는 결단이 필요하다. 자극적인 식생활, 고지방을 섭취하는 육식, 수분 섭취 부족, 각종 스트레스, 운동 부족, 흡연, 음주 등이 고혈압의 원인이다. 문제는 이들 원인 중 어느 하나만으로는 고혈압이 고쳐지지 않는다는 것이다. 올바른 식생활습관을 통하여 전인적 치유를 해야 한다.

대부분 현대인들은 무절제하고 무의식적으로 살아가기 때문에 대개 50대에 들어서면 당연히 혈압이 올라간다. 이는 통계로도 확인할 수 있다. 우리나라에서 30세 이상 성인 중 28%가 고혈압 환자로 추산되고 있다. 더 큰 문제는 성인 3명 중 1명은 혈압수치가 얼마가 되어야 정상인지 모르고 있다는 사실이다. 혈압은 140/90mmHg 이상이면 고혈압 환자로 진단한다.

그런데 나이가 들면서 왜 혈압상승현상이 나타날까? 그 비밀은 모세혈관에 있다. 인간의 몸에는 약 5,000cc의 혈액이 혈관 속에 있는데 그 중 80% 이상 즉 4,000cc 이상이 모세혈관에 있다. 그러므로 모세혈관이 줄어들면 많은 혈액이 큰 혈관으로 몰리고 자연히 혈압이 오를 수 밖에 없다.

이 모세혈관은 아주 쉽게 늘기도 하고 줄기도 한다. 또 모세혈관은 무수한 가지를 뻗어 우리 몸 구석구석까지 산소와 영양소를 공급한다. 이 모세혈관을 늘이고 가지 치게 하는 가장 중요한 요소는 규칙적인 운동이다. 운동 중에서도 유산소 운동인 심호흡은 꼭 필요한 운동이다. 특히 스트레칭이 절대적으로 중요하다. 왜냐하면 운동을 할 때 심호흡으로 산소가 충분히 공급되지 않으면 모세혈관들이 쉽게 뻗어 나가지 않는다.

그런데 나이가 들면서 운동량이 점차 감소하고 특히 고지방식을 자주 하면 모세혈관은 급속히 줄어든다. 고지방식사로 혈액농도는 진해지고 산소를 운반하는 적혈구들은 서로 엉켜붙어 모세혈관을 막아준다. 따라서 세포의 산소공급은 잘 되지 않으며 그 결과 모세혈관이 줄어들고 만다.

혈압이 있는 분들은 일부러 시간을 내서 규칙적으로 스트레칭을 포함한 유산소운동을 적극적으로 해야 한다. 채식 위주의 건강식을 꼭 실천하고, 올바른 신앙생활을 통하여 마음의 안정을 찾으면 혈압은 점차 하강한다. 그러면 고혈압 뿐만 아니라 암, 당뇨병, 심장병, 관절염, 중풍 같은 어떤 만성적인 병에서도 해방될 수 있다.

Chapter 3

채식이냐 육식이냐

예부터 '학이 천년을 살고, 거북이는 만년을 산다'는 말이 있다. 그들의 위장은 항상 비어있다. 위장이 튼튼하면 무병장수한다는 뜻이다.

사람의 장은 호랑이같은 육식동물의 장과 해부학적으로 완전히 다르다. 그들의 장은 사람의 장과 달라서 음식물이 장을 금방 통과해 버린다. 사람의 장벽은 주름이 깊고 많이 잡혀 있는데 비해, 육식동물의 장벽은 매끈하다.

사람의 장벽이 주머니 모양의 작은 방들로 이루어져 있는데 비해, 그들의 장에는 그런 것들이 없다. 사람의 것은 산길처럼 긴데, 그들의 것은 넓게 트인 고속도로 같다. 그렇기 때문에 그들에게는 육류에서 생기는 독성 따위는 아무런 문제도 되지 않는다. 그러나 사람들은 그렇지 않기 때문에 암에 걸려 죽는 사람이 날로 많아지고 있다.

미국에서 학자들이 개를 통해 실험을 하였다. A개에게는 주식이 육류상태에서 쥐약을 먹였다. B개에게는 감자, 옥수수가 주식인 상태에서 쥐약을 먹였다. 그 결과, A개는 얼마되지 않아 죽었다. B개는 시름시름 앓다가 서서히 회복되었다. A개는 장내에서 먹은 육류가 썩어 발생한 독성이 합세하여 죽었다. B개는 옥수수, 감자에 있는 섬유질이 그 독성을 흡수하여 체외로 나가버렸기 때문에 회복이 된 것이다.

영국의 유명한 데니스 벌킷트박사는 대장암 발생 비율이 아프리카인들에 비해서 영국인들이 훨씬 높은 것을 발견하였다. 육식이냐, 채식이냐에 따라서 대변의 굵기가 다르다는 것이었다. 그는 '대변이 굵을수록 질병이 적다' 는 유명한 말을 남기기도 했다. 이때부터, 전세계적으로 섬유질이 현대인에게 매우 중요한 영양소로 주목받게 되었다.

섬유질이 없는 육식을 먹는 사람들의 장 속에서 번식하는 대장균은 특히 대장암을 일으키는 독성물질을 많이 생산하는 특성을 갖고 있다. 이 독성물질이 대장벽을 계속 자극해서 대장세포를 변질시키면 대장암이 된다.

그러나 섬유질은 대장균이 만들어 놓은 발암물질과 과잉생산된 담즙을 흡착하여 배변시킴으로써 대장암을 예방하고 치료해 준다. 섬유질은 장의 내벽에 붙어있는 병소를 마치 수세미로 닦아내듯 깨끗이 청소 해 준다. 그러므로 섬유질이 풍부한 채식 위주의 식사를 하는 것이 건강에 좋다.

채식은 하나님의 지정식 창 1:29이다. 소크라테스, 피타고라스, 뉴톤, 에디슨, 톨스토이, 와그너, 밀튼, 간디, 루소 등이 채식을 했었다. 채식, 소식, 서식은 건강식사의 기본이요, 창조섭리다. 이 원칙을 잘 지키면 먹는 것으로 인해 병은 절대로 걸리지 않는다.

'사람이 떡으로만 살 것이 아니요 하나님의 모든 말씀으로 살 것이라' 마 4:4

Chapter 4
고기, 좀 알고 먹읍시다

요즘 소고기로 인해 나라 안이 너무 시끄럽다.

광우병은 자업자득이다. 인간이 창조 섭리를 어기고 자초한 화禍다. 초식동물인 소에게 고기 사료를 먹임으로 인해 생긴 병이다.

어른들은 집이나 학교에서 고기나 우유, 달걀을 많이 먹어야 키도 크고 힘도 세진다고 말한다. 그러나 이것은 현대 영양학의 신봉자들에 의해 잘못 만들어진 것이다. 이제부터 고기 좀 알고 드시기 바란다.

송아지는 태어나자마자 목에 굴레를 쓴 채, 자동차 트렁크만 한 공간에서 죽을 때까지 갇혀 산다. 사람들이 좋아하는 연한 색 고기를 만들기 위해 송아지를 빈혈에 걸리게 한다. 젖소들은 공장형 축사에서 호르몬 주사를 맞아가며 20~30마리 분량의 우유를 생산해 낸다.

닭들은 날개조차 펼 수 없는 좁고 더러운 축사에 갇혀 산다. 스트레스와 질병을 이겨내게 하기 위해 항생제와 호르몬 주사를 맞힌다. 또, 달걀이 썩지 않도록 하기 위해 방부제까지 먹인다. 이것이 바로 '썩지 않는 달걀'의 비밀이다.

닭은 항생제 덩어리이다. 일부 양계업자들은 삼계탕용 닭을 '45일 기획상품'으로 키운다. 알에서 부화되자마자 항생제를 먹이고 45일이 되면 도축해 버린다. 산란의 기능을 상실해 기름에 튀겨 먹는 '폐닭'은 더 말할 것도 없다.

현재 미국에서 사육되는 돼지가 약 9,000만 마리나 된다. 그 중, 도살장에 끌려갈 때까지 빛이 전혀 들어오지 않는 컴컴한 우리에 갇혀 지내는 돼지 수가 무려 6,500만 마리나 된다고 한다. 이런 돼지를 살아남게 하는 것이 항생제라는 것이다.

오죽하면 육류가 병원성 박테리아와 세균 배양에 가장 적당한 배양기라고 했을까! 그들은 오물이 넘치는 불결한 곳에서 성장촉진제와 항생제로 만든 사료를 먹고 큰다. 온갖 기생충과 독성 화학물, 중금속이 가득한데 이것이 우리가 먹는 육류인 것이다.'

이것은 존 로빈스 저 '육식, 건강을 망친다'에서 옮긴 것이다.

한국 사람들의 1일 육류 섭취량은 지난 40년 사이에 무려 수십배나 증가한 것으로 나타났다.

육식은 대장암을 일으키는 주원인이기도 하다. 얼마 전, 미국의 암 협회는 '육류는 암을 일으키는 화근'이 되니, '육류 섭취량을 줄이라'는 경고를 했다. 암에 걸리지 않기 위해서는 지나친 동물성 단백질은 반드시 피해야 한다.

하나님이 지정하신 식물성 음식만 먹고 창조 섭리대로 살면 무병장수할 수 있다.

'씨 맺는 모든 채소와 씨 가진 열매 맺는 모든 나무를 너희에게 주노니 너희의 식물이 되리라' 창 1:29

Chapter 5
식생활을 고치면 불치병은 절대로 없다

세계 최고의 무병장수자는 토마스 파르Thomas Parr다. 그는 152년 9개월을 살았다. 그가 생존하는 동안 영국 국왕이 10명이나 바뀌었다.

그의 생존기간 중 마지막 국왕이었던 찰스 1세의 명으로 그는 웨스터민스터 사원에 묻히는 영광을 얻었다. 말년에는 찰스 1세의 초대로 왕궁에서 살게 되었는데, 궁중 생활을 시작한 지 불과 몇 주 만에 그는 급성소화불량으로 사망하였다. 그의 전기를 보면 '올바른 식생활'로 무병장수하다가 '잘못된 식생활'로 인해 발병, 사망했음을 알 수 있다.

올바른 식생활로만 살아가는 미개국이 있다. 여기가 바로 그 유명한 히말라야 산중의 세계 장수국인 훈자라는 왕국이다. 이

곳에는 병원, 약국이란 것이 없는데도 평균 수명이 100세가 넘는다. 항암제, 방사선 같은 현대의학 용어를 전혀 모르는 말하자면 바보들만 모여 살고 있다. 과학자들의 눈으로 볼 때는 내일이라도 병이 들어 곧 죽을 수 밖에 없는 가련한 사람들이다.

그러나 실제로는 이빨 하나 나쁜 것 없이 건강하게 살고 있다. 오늘날 과학이 최고도로 발달한 세상에 오직 창조 섭리대로 산다는 것이 과학자가 볼 때는 어리석고 못난 사람처럼 보일 것이다. 그러나 그 훌륭한 과학자가 어떻게 하나님의 오묘하신 섭리를 알 수 있겠는가?

사람이 병이 들면 누구나 찾는 곳이 병원, 약국이다. 그러나 약물로는 병을 고칠 수가 없다. 왜냐하면 암, 당뇨병, 고혈압, 간질환, 퇴행성관절염, 비만, 불면증, 천식 등 우리가 아는 거의 모든 병은 식생활습관병이다. 식생활습관병은 병이 아니다. 잘못된 식생활습관만 고치면 된다. 주사나 약물도 필요없다.

그런데 왜 우리는 생활습관병을 병원 의사에게 맡기고 약을 먹어야 하는가? 약물은 단지 병의 외부적 증상만을 일시적으로 가리거나 잠재울 뿐이다.

미국 필라델피아의 메소티스트 병원장이었던 안토니 셋틸로 박사는 1978년 6월 전립선 말기암으로 시한부 선고를 받았다.

그런데 일체의 병원 치료와 복약을 중지하고 오직 성서로 돌아와 '잘못된 식생활'을 고침으로 1981년 8월에 암을 완치하였다.

곡식과 씨앗 등을 먹는 새는 인간처럼 심근경색증에 걸려 하늘에서 떨어져 죽지 않는다. 아프리카 숲속에서 자연식을 하고 있는 코끼리나 기린이 신장염이나 류마티스에 걸렸다는 이야기는 역사책에 없다.

히포크라테스는 사람의 몸 안에 100명의 의사가 있다고 했다. 올바른 식생활을 하면 하나님의 자연치유력Homeostasis이 병을 고쳐준다. 그렇기 때문에 잘못된 식생활을 고치면 불치의 병은 절대로 없다.

"사람이 떡으로만 살 것이 아니요 하나님의 입으로부터 나오는 모든 말씀으로 살 것이라" 마 4:4

Chapter 6

최고의 양약은 걷는 것

 영국의 윈스턴 처칠 수상은 벽돌 쌓는 운동을 하면서 심신을 단련했다고 한다. 러시아의 문호 톨스토이는 80세가 넘도록 말을 타고 몇 십리를 돌아 다녔으며, 미국의 루즈벨트 대통령은 장작을 패면서 건강을 유지했다고 한다.

 미국의 문호 헤밍웨이는 하루 종일 책상 앞에 앉아서 원고를 쓰는 것이 힘이 들었다. 그래서 높은 책상위에 원고지를 펴놓고 서서 원고를 쓰면서 고단하면 왔다 갔다 했다는 것이다. 미국의 재벌 록펠러 1세는 너무 바빠 운동할 시간이 없어서, 호두알을 손바닥으로 굴리면서 하루 종일 손가락 운동을 했다고 한다.

 좁은 공간에서 일하는 우주비행사들의 최고 고민은 운동 부족이라고 한다.

아이젠 하워 대통령의 '주치의'였던 P.화이트 박사는 그의 저서 '건강을 즐기는 법'이라는 책에서 '자기 환자 중 112세 되는 사람의 장수 비결은 날마다 걸어 다니는 데에 있었다.'고 했다.

미국의 '알렉산더 라잇' 박사는 세계의 장수국을 순방하고 '세계 장수촌 탐방'이라는 책을 출간하였다. 거기에 보면 훈자에서는 100세 이상의 할머니도 계속 노동을 하고 있다고 한다. 코카서스의 100세 이상 할머니도 집단 농장에서 담뱃잎을 따면서 하루 종일 이마에 땀을 흘린다고 했다.

우리가 사용하는 칼이나 가위까지도 전혀 사용하지 않으면 녹이 쓰는데, 하물며 사람은 어떠하랴!

스웨덴의 'P.울로프.이스란드' 박사는 보행에는 나이의 제한이 없으며 노인들도 날마다 보행을 하면 15~25년 쯤 젊어진다고 말했다.

12년 전, 미국 의사들의 평균 수명이 58세였다. 참으로 아이러니컬한 일이 아닐 수 없다. 무엇보다도 건강의 핵심을 간과했기 때문이 아닐까 생각한다. 운동이 바로 그것이다.

건강비결에 굳이 우선 순위를 매기자면, 첫째는 하나님의 천연법칙을 지키는 것이고, 둘째는 운동을 규칙적으로 하는 것이고, 셋째는 건강식을 챙겨 먹는 것이다.

미국에서는 운동하지 않는 환자들에게는 칼슘 처방을 해 주지 않는다. 운동을 하지 않으면 뼈 속에 있는 칼슘이 빠져 나온다. 칼슘이 뼈 속에 있을 존재 이유가 없기 때문이다.

'전기의자에 앉아서 죽은 사람보다, 안락의자에서 죽는 사람이 더 많다.'고 한다. 역시 건강에 가장 좋은 약은 '걷기와 체조'이다.

의성 히포크라테스는 '최고의 양약은 걷는 것'이라고 했다. 동의보감에도 약보보다는 식보가 좋고 식보보다는 행보가 좋다고 했다. 천고마비의 계절을 맞아 최고의 우주적인 걷기 운동을 많이 하시기 바란다.

Chapter 7
성경의 식생활로 돌아가자

 '하나님! 당신은 무엇 때문에 땅콩을 만드셨습니까?' 하고 조지 카버 박사는 물었다. 하나님께서는 '옳지 됐다! 너는 땅콩을 한 줌 들고 실험실로 들어가서 계속 연구하여라.' 고 하셨다. 그는 땅콩을 연구하여 감기특효약을 만들고, 아이스크림과 30여 가지의 물감을 만들었다. 키니네 대용품도 만들고, 가축사료도 만들었다. 이 밖에도 수십 종류의 땅콩 제품을 만들었다. 뿐만 아니라 고구마를 가지고 만든 것만 해도 그 수가 107가지나 된다. 그러나 특허권을 가진 것은 하나도 없다.

 그는 미국하원에 가서 그가 만든 신기한 제품들을 다 소개하였다.

 버클리 의원 : "박사님께서는 그 모든 것을 어디서 배웠습니

까?"

　카버 박사 : "책에서 배웠지요."

　버클리 의원 : "어떤 책에서 배웠나요?"

　카버 박사 : "그것은 성경책입니다. 하나님은 이 책을 통하여 땅에서 나는 열매 중 몇 가지 신비스런 것을 나에게 보여주셨습니다."

　이것은 1921년 1월 21일 미국 하원 회의록에 기록된 내용이다.

　'내가 온 지면에 씨 맺는 모든 채소와 씨 가진 열매 맺는 모든 나무를 너희에게 주노니 그것이 너희 식물이 되리라 창 1:29' 이것은 하나님께서 우리에게 먹을거리로 지정해 주신 것이다.

　암, 당뇨, 비만 등 우리가 아는 거의 모든 생활습관병은 주사나 약물로는 치유할 수가 없다. 왜냐하면 잘못된 식생활습관에서 병이 생겼기 때문에 그 원인을 찾아 습관을 고쳐주어야 한다.

　실제 의사들 자신이 고혈압, 당뇨병 같은 생활습관병에 걸려도 스스로를 고칠 수 있는 능력이 없다. 뿐만 아니라 자신의 가족이 병에 걸려도 마찬가지이다. 왜냐하면 현대의학의 피할 수 없는 '한계' 때문이다. 그래서 당뇨 걸린 의사가 당뇨병 환자를 치료하고, 고혈압이 있는 약사가 고혈압 환자에게 약을 투여하는 아이러니가 이를 말해주고 있다.

슈바이처 박사는 폐결핵을 앓았던 자신의 부인이 의술이나 약이 아닌 식생활을 통해 완쾌되자, '앞으로의 시대는 자연식이 대세가 될 것' 이라고 예언하였다. 1959년 자연식과 생활 개선으로 불·난치병을 치유하던 막스.게르슨 박사가 사망하자 '의학 역사를 통털어 가장 위대한 천재 한 사람을 잃었다.' 라며 아쉬워했다.

생활습관병은 이름 그대로 생활습관에서 온 병이기 때문에 생활습관만 고치면 된다. 우리는 왜 이런 생활습관병을 의사에게 맡기고, 약물의 힘을 빌리는가? 말씀을 따라 성경에 있는 식생활로 고쳐야 병이 낫는다는 것을 알아야 한다.

'내 백성이 지식이 없어 망하는도다' 호 4:6

Part

4

오줌요법의 놀라운 효과

약은 인공치료제이고, 오줌은 천연치유제이다. 치료와 치유는 다르다. 왜냐하면 오줌은 사람을 설계하고 제작창 2:7하신 하나님의 천연치유력을 갖고 있기 때문이다.
그런데 사람들이 오줌을 꺼리는 이유는 오줌이 노폐물로, 불결하다는 것이다. 이것은 몽땅 오해다.
오줌만큼 깨끗하고 부작용이 없으며 돈 안 들고 효과 좋은 약은 없다.

Chapter 1
다이어트는 저절로 된다

'엘리가 자기 의자에서 자빠져 문 곁에서 목이 부러져 죽었으니 나이 많고 비둔한 연고라' 삼상 4:18

과식으로 운동하지 않고 비만, 비둔해서 죽은 성경의 첫 번째 경우가 아닌가 싶다.

미국은 비만으로 인해 매년 30만 명 이상이 사망하고 있다. '비만과의 전쟁'을 선포하고 국가적으로 비만 퇴치 운동에 힘을 쏟고 있다. 그러나 1억이 넘는 비만인구의 숫자는 점점 늘어만 가고 있다. 우리나라도 전체 인구의 25%인 인구 10명 중 2~3명이 비만인구이다.

브라질이 세계 최대의 단명국인 이유는 대량 식사를 하기 때문이다. 매일 1인당 평균 1kg 이상의 고기를 먹고, 달걀, 버터,

치즈와 20잔이 넘는 커피를 마신다. 여기에 운동 부족도 가산되는데 100m의 거리도 자동차를 타고 다닌다고 하니, 최단명 뚱뚱보의 나라가 아닐 수 없다.

비만증이란 과식과 운동부족으로 인하여 몸에 들어간 영양소가 다 타지 못하고 남은 찌꺼기가 쌓인 것을 말한다. 어떤 사람이 하루에 2,000kcal의 열량이 나올 만큼의 음식을 먹었다고 하자. 그런데 실제로 열량은 1,500kcal 밖에 나오지 않는다면, 나머지 500kcal는 타지 못하고 지방으로 변해버리는 것이다. 이렇게 남아돌아가는 지방이 지방세포에 자꾸 쌓이는 것이 비만증이다.

우리 몸 세포 속에는 '미토콘드리아' 라는 발전소가 있다. 이 발전소가 몸에 들어온 영양소를 태우지 않는데 가장 큰 문제가 있다. 비만증은 먹은 것을 잘 태워서 찌꺼기가 남지 않도록 해주면 해결이 된다.

미국의 거부인 포오드 플레쳐는 미식美食으로 인해 비만체가 되어 날마다 피로와 불면증 그리고 만성 위장병으로 고생을 하였었다. 그는 의사로부터 음식물을 씹어 먹으라는 충고를 받고 한 번에 수백 번씩 씹어 먹었었다. 그 결과 불과 몇 달 후에는 체중이 감소되고, 모든 병이 없어지며, 완전한 건강을 회복하였다. 이 방법을 플렛첼리즘이라 하여 오늘날 많은 사람들이 이 방법을 활용하고 있다.

미국 하버드 대학에서 쥐의 시상하부 안팎에 각각 아주 적은 전극을 꽂아놓고 전기를 넣어 자극을 주었다. 자극을 받은 쥐는 먹거리를 아무리 주어도 먹지 않는다는 것을 발견했다.

사람도 음식을 씹어 먹으면 시상하부 내부에 자극을 주기 때문에 만복중추가 작동이 되어 먹지 않아도 배가 부르게 된다.

이 원리를 알고 저작법을 1개월만 잘 실천해 봐도 다이어트는 놀라운 효과를 볼 수 있다. 아무리 많이 먹고 싶어도 물 없이 100번 이상 음식을 씹어 먹으면 배가 부를 뿐 아니라 소식, 다이어트는 저절로 이루어진다.

Chapter 2
신부전증 불치의 병인가

 신부전증은 불치의 병이라고 말한다. 현대의학에서는 고치는 길이 없기 때문이다.

 의사 선생님들은 칼륨 수치가 올라가면 투석을 하게 한다. 투석에는 복막투석과 혈액투석 2종류가 있다. 복막투석은 복막에 가느다란 관을 꽂아 하루 평균 4번씩 독소와 노폐물을 인위적으로 빼준다. 복막투석은 집에서 스스로 간단히 할 수 있다. 그러나 늘 몸에 관을 연결할 수 있는 카테타를 꽂고 다녀야 하는 불편이 따른다. 이에 비해 혈액투석은 인공 신장기를 이용해야 한다.

 일주일에 2~3번씩 병원 인공 신장실에 가서 피를 걸러서 다시 몸 안으로 넣는 일을 한다. 콩팥이 심하게 망가진 사람은 일

평생 투석치료를 받는 것이 의학상식으로 되어 있다. 이렇게 해도 계속 콩팥기능이 나빠지면 신장이식을 하는 수밖에 없다.

신장이식도 쉬운 일이 아니다. 신장을 떼어 주겠다는 사람도 별로 없거니와 또 있더라도 서로 조건이 맞아야 한다. 최근 국립장기 이식 관리 센타의 통계를 보면 매년 700여건 정도의 이식수술을 한다고 한다.

그렇기 때문에 신장병은 불치의 병이고 한번 망가지면 회복이 불가능하며 '예방만이 최선책'인 것으로 알려져 있다.

그러나 신부전증이 과연 불치의 병일까? 신장은 한번 망가지면 다시는 회복되는 길이 없단 말인가? 결코 그렇지가 않다.

모세혈관을 이루고 있는 신장 세포들만 재생, 회복되면 콩팥기능은 반드시 회복된다. 이 진리를 외면한 채 평생 투석치료에만 의존한다면 콩팥은 더 이상 일할 필요가 없기 때문에 죽은 기관으로 변하고 만다.

그리고 병원에서는 칼륨이 들어 있다고 해서 현미를 못 먹게 하고 모든 야채도 익혀서 먹으라고 한다. 이유는 오직 칼륨을 정상으로 유지 하는데만 초점을 맞추기 때문이다. 그러나 우리 몸에는 칼륨만 있는 것이 아니다. 이럴때는 우선 칼륨 수치는 투석으로 조절하면서 현미나 신선한 야채, 과일을 마음껏 먹어 주어야 한다. 왜냐하면 이런 좋은 음식에는 물론 칼륨도 들어 있지만 파이토캐미칼Phytochemical같은 좋은 영양분들이 들어 있기 때문에 반드시 섭취해야 한다. 이러한 것을 섭취해야 하는 또 다른 이유는 신장세포는 반드시 재생이 되기 때문에 재생할 수 있도록 영양차원의 환경을 조성해 주어야 한다는 것이다. 물론 단백질 섭취는 동물성이 아닌 식물성 음식에서 섭취하는 것이 유리하다.

산짐승들은 신부전증이 없다. 물론 장수촌에도 없다. 신부전증은 창조 섭리대로 잘못된 식생활습관을 고치면 반드시 나을 수 있다.

'내가 너의 상처로부터 새 살이 돋아나게 하여 너를 고쳐 주리라' 렘 30:17

Chapter 3
심장마비는 대개 돌연 사망한다

최근 들어 심장사가 급증하고 있다. 지난 10년간 통계를 보면 심장병환자 증가만 해도 무려 6배나 된다. 우리나라 40대 남성의 심근경색 사망률이 세계 제1위이다.

세계적으로도 사망률 제1위의 병은 심장병이다. 선진국에서는 총 사망률의 50%를 넘어서고 있다. 1994년 미국에서는 한 해 95만 4천명이 심장병으로 사망하였다. 33초마다 한 사람씩 사망한 셈이다.

심장은 적어도 1초에 한 번, 하루에 십만 번, 1년에 4천만 번, 평생 3억 번을 박동한다. 매일 심장이 뿜어내는 혈액의 양은 약 7,500ℓ로 자동차의 연료탱크에 휘발유를 100번 가득 채우는 양이다. 세상에 이런 엔진을 어디서 구할 수 있겠는가?

심장은 일평생 한번도 쉬지를 않는다. 수축 반복하는 심장 근육의 힘도 우리가 상상하는 것 이상이다. 쉬고 있는 동안에도, 심장 근육은 100m 달리기 선수의 다리 근육이 수축하는 것만큼 강하게 수축한다.

대개 심장마비는 증상이 나타난 지 1~2시간 만에 돌연 사망하는 것이 특징이다. 어떤 사람은 평상시 아무 탈 없이 잘 지내다가 길을 가다 변을 당하는 경우도 있다. 예고 없이 찾아오는 불청객이 심장사이다. 이는 심장동맥이 70% 막힐 때 까지는 의사나 환자도 모른다.

다시 말하면 내 심장이 얼마나 튼튼한지 그리고 얼마나 오래 갈지, 사람들은 전혀 모를 뿐 아니라 알려고도 하지 않는다는 것이다. 각종 첨단 장비를 이용한 검사들이 있긴 하지만 사실 그런 것은 대부분의 사람들에게는 필요도 없다.

그렇기 때문에 심장병은 평소 예방하는 길 밖에는 없다.

첫째 콜레스테롤을 줄이고, 둘째 혈압을 낮추며, 셋째 금연 하는 것이다.

콜레스테롤 수치를 줄이는 것은 콜레스테롤이 없는 곡·채식을 하는 것이다. 곡·채식은 콜레스테롤이 없을 뿐 아니라, 섬유질 등 기타 인체가 필요로 하는 영양소가 다 들어있다.

6·25전쟁 때, 군의관이 미군 병사들의 시신을 부검해 보았

다. 그들의 혈관은 하나같이 거의 막혀 있었다. 그들 나이 또래의 한국 군인들의 시신을 부검해 보았다. 그런데 한국 군인들의 혈관은 전혀 막혀 있지 않았었다. 미국 군인들의 식사는 '씨레이션'이라고 해서 고기 위주였고, 한국 군인들은 보리밥, 된장, 김치 위주였다.

사람은 먹는 대로 된다. 평소 식생활이 심장에 얼마나 큰 영향을 끼치는지 모른다. 당장 식생활 개선을 실천하지 않는 것은 심장마비가 올 때까지 기다리는 것과 같은 이치이다.

그러므로 평소 건강한 식생활을 통하여 심장에 이상이 없도록 예방해 주지 않으면 안 된다.

Chapter 4
심장마비는 오직 예방 뿐

지금 65세가 넘는 한국인의 평균수명은 93.5세다. 남자는 91세, 여자는 96세다. 평균수명을 누리려면 무엇보다 중요한 것이 심장이다.

심장은 하루에 10만 번 씩 뛴다. 우리가 태어나서 죽을 때까지 쉬는 일이 없다. 심장이 쉰다면 큰일이다. 심장은 수축할 때 빛이 나고 확장할 때 빛이 없어진다. 이 때 다시 빛이 오지 않으면 심장은 멎고 사람은 죽는다. '여호와는 죽이기도 하시고 살리기도 하시며' 삼상 2:6 사람의 생명이 실로 하나님께 달려 있음을 알 수 있다.

심장이 매일 뿜어내는 혈액의 양은 약 7,500ℓ 로 자동차의 연료탱크에 휘발유를 100번 가득 채우는 양이다. 세상에 이런 엔진을 어디서 구할 수 있겠는가? 심장은 위대하다.

심장이 마비되면 돌연사가 일어난다. 최근 돌연사가 급증하고 있다. 지난 10년간 우리나라의 심장병 환자 증가율만 해도 무려 6배. 40대 남자들의 심장병 돌연사가 세계 최고다.

심장이 마비되면 신속하게 심폐소생술을 해 주어야 한다. 심폐소생술이란 인공호흡과 심장마사지를 병행하는 응급처치수단이다. 열왕기상 17장 20절에 선지자 엘리야가 사르밧 과부의 아들을 살려내었었다. 이것이 아마도 돌연사로 쓰러진 사람을 살린 심폐소생술의 첫 번째 기록이 아닌가 싶다.

돌연사의 원인 가운데 80% 이상 차지하는 것이 관상동맥질환이다. 관상동맥의 구경이 50% 이상 좁아질 때 까지는 많은 경우 이렇다 할 아무런 증세가 없다. 그러다가 어느 날 갑자기 증세가 나타날 때 불행하게도 그것이 처음이자 마지막이 되는 경우를 본다. 동맥경화가 진행되면 이미 심근경색이 온 환자 중 75%는 돌연사로 죽는다. 그렇기 때문에 돌연사는 약물치료가 없다. 예방이 있을 뿐.

그러나 평소에 식물성 음식과 요尿요법으로 올바른 식생활을 실천하면 돌연사 뿐 아니라 심장판막증을 비롯한 다른 병도 예방할 수 있다.

예컨대 심근경색 환자에게는 유일하게 혈전용해제를 쓴다.

현재 의료선진국에서는 경쟁적으로 오줌에서 뽑은 유로키나제를 사용하고 있다. 이는 관상동맥의 막힌 혈관벽을 뚫어주는 가장 우수한 약품이다.

인공치료제를 고가로 사용하는 것보다는 자신의 오줌을 천연 그대로 사용하는 것이 몇 배의 효과가 있다. 오줌에서 뽑은 유로키나제는 출혈 환자, 항응고제 치료중인 환자, 중증의 간질환, 출혈성궤양 환자는 주의해서 사용해야 한다. 특히 지혈 처치가 곤란한 환자, 척수의 수술 또는 손상 환자, 동맥류 환자, 중증의 이식 장애 환자에게는 투여할 수 없다.

그러나 천연 오줌은 아무런 부작용이 없다. 자신의 오줌만큼 깨끗하고 돈이 들지 않고 효과 좋은 심장병 예방약이 없다는 것을 알아야 한다. '네 샘에서 흐르는 물을 마시라' 잠 5:15

Chapter 5
청량음료는 중독성 약물

콜라와 청량음료에도 카페인이 들어 있다면 믿겠는가? 콜라와 청량음료에는 카페인이 들어 있다. 카페인은 알다시피 중독성 약물이다. 청량음료를 마시면 당장은 탄산가스로 인해 속이 편한 것처럼 느껴지지만 실상은 카페인으로 인해 중독현상이 나타난다.

세계적으로 수많은 사람들이 청량음료를 마심으로써 이미 카페인에 중독되어 버린 셈이다. 따라서 청량음료사업은 전세계적으로 막강한 산업의 하나가 된 지 오래다.

콜라는 콜라 잎이나 콜라 열매에서 뽑은 추출액에 설탕, 카라멜, 산, 향신료 등을 첨가한 탄산음료수다. 콜라 열매는 카페인이 들어있는 콜라 나무의 씨앗으로써 청량음료의 기본 원료가 된다. 그러므로 카페인이 들어있는 청량음료나 콜라를 마시는 사람들은 커피를 마셨을 때와 마찬가지의 증상이 나타나는 것이다.

시중에 유통되는 콜라, 사이다, 환타 등 각종 탄산음료와 청량음료는 맛도 자극적이고 빛깔도 화려하다. 게다가 한 번 맛을 들이게 되면 중독 현상이 생겨 계속 마시는 악순환에 빠지게 된다. 이는 어린 아이들도 예외가 아니다.

아이들은 항상 피자를 먹을 때 콜라를 마시며 햄버거나 치킨을 먹을 때도 마찬가지다. 기름지거나 지방이 많은 음식을 섭취할 때 탄산음료는 이미 필수 항목처럼 습관화 되었다. 커피, 홍차, 코코아 등 카페인이 원래 들어 있는 식품을 제외하고 식품첨가물로 카페인을 가장 많이 넣는 식품이 바로 콜라다. 대개 커피는 80mg, 콜라 한 병에는 50mg의 카페인이 들어 있다.

청량음료는 특히 아이들에게 대단히 치명적이다. 카페인이 들어 있는 청량음료를 마시는 아이들은 짜증을 잘 내고, 심장의 박동이 불규칙하며, 불면증과 산만한 행동 등 여러 가지 증상들이 나타난다. 카페인이 중추신경계를 자극해 불안과 흥분을 야기하고, 근육의 긴장과 경련, 심장 혈관의 장애를 가져오기 때문이다.

카페인은 인체 내에서 공격형 호르몬 분비를 촉진시켜 아이들을 산만하고 공격적인 성격으로 만드는 데도 일조한다. 미국의 한 보고서에 의하면 어렸을 때부터 콜라를 많이 마신 아이들에게서는 폭력성이 나타났으며 범죄율도 높았다고 한다. 이렇듯 콜라의 폐해는 우리가 예상하는 것보다 훨씬 심각하다.

특히 카페인의 특성상 임산부가 먹으면 태아가 잘 자라지 않고 저체중아가 태어날 확률이 높다. 동물실험에서는 태아의 기형을 초래했다는 보고도 있다.

청량음료는 이름과는 달리 엄연한 중독성 약물이다. 진짜 청량음료는 물이란 것을 잊지 말고 누구나 건강유지를 위해서 하루에 6~8컵의 물을 충분히 마시기 바란다.

Chapter 6
커피 크리머는 모조품이다

    커피크리머의 주원료는 유지다. 식물성유지에 물을 섞되, 밀크제품처럼 보이게 하기 위해 첨가물로 탁하게 만든다. 이것이 우리가 커피를 탈 때 습관적으로 넣는 이른바 프림의 정체다. 유지를 사용하니 우유나 생크림을 사용하는 것보다 비교가 안 될 정도로 싸다.

    포장 뒷부분을 보면 쉽게 알 수 있다. 식물성 유지, 유화제, 증점제, PH조정제, 착색료, 향료. 아무리 눈을 비비고 봐도 밀크계통은 찾을 수 없다. 그러니 유제품이 사용되었다는 말은 한마디도 없음을 알 수 있다.

    물과 기름을 섞어 만들면 우유처럼 탁하게 보인다고 했는데, 이 두 물질의 특성을 조금이라도 아는 사람은 의아하게 생각할 것이다. 물과 기름을 어떻게 섞을까? 그렇다. 물과 기름은 그대로 섞이지 않는다. 그래서 필요한 것이 첨가물이라는 것이다. 계면활성제의 일종인 '유화제'가 바로 그 것, 말 그대로 이 물질을 넣으면 물과 기름의 경계가 없어져 순식간에 유화된다, 즉, 우유처럼 보인다.

그러나 이 유화물은 색깔만 비슷할 뿐이지 우유에서 느껴지는 점성이 전혀 없다. 이 문제를 어떻게 해결할 것인가? 역시 첨가물이다. 이번에는 증점제를 넣는다.

그리고 마무리 단계에서 캐러멜 색소를 넣는다. 이 색소를 넣는 이유는 갈색톤을 희미하게 비치게 함으로써 진한 우유로 만든 듯한 느낌을 주기 위해서다. 마지막으로 보존기간을 늘이는 PH조정제를, 맛을 비슷하게 하는 향료를 넣는다.

이런 방법으로 만든 변칙 커피크리머. 많은 사람들이 우유로 만든 줄 알고 있지만 실은 물과 기름과 첨가물로 만든 모조품인 것이다.

소비자들은 이를 유제품으로 믿고 있지 않은가? 가공식품세계에서 이런 속임수 제품은 도처에 널려 있다. 정말 요지경이 아닐 수 없다.

현재 우리나라에서 식품첨가물로 허가되어 있는 화학물질은 400가지가 넘는다. 여기에 1800여가지에 달하는 향료 기초물질은 별도다. 이런 첨가물이 단무지에는 16가지, 김말이 초밥에는 30가지, 명란젓에는 28가지, 햄샌드위치에는 13가지, 커피크림파우더에는 5가지, 참치샐러드에는 6가지, 어묵에는 10가지, 컵라면에는 14가지가 들어 있다.

현대가공식품기술이란 이 많은 화학물질을 얼마나 잘 응용하는지에 달려 있을 뿐, 그 유해성은 뒷전으로 물러나 있다.

일본 동지사대학의 미시오카교수는 식품첨가물질에 타액을 섞어 실험을 하였다. 효과를 조사한 결과 거의 30초 후에는 유해물질의 독성이 80%내지 100% 소멸된다는 것을 알았다.

가공식품을 피하기 어려울 때는 저작법 즉 100번 씩 씹어 먹는 것이 좋다. 이것만이 식품공해를 피하고, 자신의 건강을 지키는 최선의 길임을 명심하시기 바란다.

Chapter 7

커피는 약물이다

 커피는 음식이 아니다. 그런데 사람들이 커피를 후식이나 간식으로 마시는 게 일반화되어 있다. 손님을 접대할 때도 물론 커피를 내온다. 심지어는 점심 식사를 커피와 함께 할 뿐만 아니라 아침 식사 대신 모닝커피를 마시는 사람도 있다. 피곤하거나 졸음이 오거나 또는 심심하면 커피를 즐기는 인구가 점점 늘어만 간다.

 커피의 주성분은 카페인이다. 보통 커피 한 잔에 카페인이 50 내지 80mg 정도 들어있다. 큰 커피 잔에는 150mg까지 카페인이 함유되어 있다. 카페인의 약용량은 200mg이다.

 하루에 커피를 몇 잔씩 마시면 그 속에 든 카페인의 함량이 약용량을 넘어 중독 현상이 일어난다. 커피 마시는 일이 습관화되면 자기도 모르는 사이에 중독이 되어 커피를 마시지 않으면 안 되게 된다. 실제, 이렇게 커피를 마시는 사람들이 세상에 얼마나 많은가? 그 많은 사람들이 커피로 인한 만성 중독자가 되어 있다고 생각하니 기가 막힌다.

커피 속에는 인체 필요한 영양가가 아무 것도 없다. 새로운 세포를 만들어 내는 물질도 없다. 커피가 몸에 들어가서 할 수 있는 일은 오직 인체를 손상시키고 세포를 파괴시키는 것 뿐이다. 왜냐하면 커피에는 카페인과 함께 인체에 해로운 기름과 동물성 물질이 들어가 있기 때문이다.

카페인은 흥분제다. 인체가 이 독을 제거시키려고 힘을 집중시킬 때 중추신경을 자극시켜 비정상적이고 자해적인 활동을 하게 한다. 우선 커피를 마시면 마음이 붕 뜨는 것 같은 느낌을 받게 된다. 그러나 그 후에는 신경이 예민해지고 우울증, 신경피로, 근육무력증 등이 찾아온다. 뿐만 아니라 간장과 신장에까지 손상을 준다.

카페인이 체내로 들어가면 혈압이 오르면서 심장의 박동이 빨라진다. 그러나 카페인이 몸 밖으로 빠져나갈 때에는 반대로 심장 박동수가 떨어지고 혈압이 정상 수치 밑으로 내려간다.

카페인은 신장을 과로하게 하는데 이는 카페인이라는 독성

물질을 몰아내려는 노력을 신장이 맡아서 하기 때문이다. 그럼에도 커피를 계속해서 마시면 신장은 약해지고 마침내 그 기능이 완전히 망가지게 된다는 것이다.

또 커피에 들어있는 휘발성 기름은 위장과 창자의 안쪽 벽을 자극하여 오줌을 자주 보게 만든다. 이런 자극은 나아가서는 위궤양, 위염, 자연유산, 사산, 조산 등을 일으키며 여러 가지 질병의 원인이 되기도 한다.

그러나 커피의 부작용은 매우 느리게 온다. 커피 애호가들은 모른다. 자신의 몸이 서서히 파괴되어 간다는 사실을.

커피는 백해무익한 중독성 약물이다. 커피 크리머는 더 나쁜 모조품이라는 사실을 알기 바란다.

Chapter 8

화학염은 식품이 아니다

 소금에는 좋은 소금이 있는가 하면, 나쁜 소금이 있다. 즉, 자연염인 천일염은 몸에 유익하고 기계로 가공한 화학염은 해롭다.

 이는 간단한 실험을 통해서도 확인할 수가 있다. 자연생수에 천일염을 약간 타서 금붕어를 넣어주면 잘 사는데, 화학염을 풀어주면 이내 금붕어가 죽는다. 또 배추를 절일 때 천일염을 쓰면 배추가 썩지 않고 탄력을 지니나, 화학염을 쓰면 이내 물러져 썩어 버린다.

 화학염은 100% 정제된 기계염이다. 이것은 식품이 아니다. 99.9% 염화나트륨만 있을 뿐 미네랄은 거의 없다. 그렇기 때문에 사람이 기계염을 많이 먹으면 생활습관병을 부른다. 젖소에게 기계염을 먹일 경우, 생체 시스템에 교란을 일으켜 우유도 제대로 생산하지 못할 정도로 기력이 약해진다.

천일염은 핵비소가 거의 없을 뿐 아니라 인체가 필요로 하는 미네랄이 들어 있는 좋은 소금이다.

천일염을 화학염과 함께 나쁘다고 비난하는 것은 국민건강을 위해서 대단히 잘못된 일이 아닐 수 없다.

무조건, 소금이 고혈압, 심장병 등 생활습관병을 유발한다는 주장은 1904년 암바드와 보자르에 의해 처음 제기되었었다. 그런데, 1세기가 지난 오늘날까지도 그 학설이 논증되지 못하고 한낱 가설에 머물러 있는 것에 불과하다. 충분히 검증되었다는 과학적 이론도 하루아침에 뒤바뀌는 세상이다. 그럼에도 불구하고 한낱 가설이 무슨 진리인양 신봉하는 세태야말로 아이러니컬하지 않을 수 없다.

하긴 요즈음은 천일염에도 비소라는 유독성 물질이 함유되어 있다. 더구나 각종 생활하수와 산업폐수가 흘러가는 곳은 연근해안인지라 천일염에 독이 스며들지 않을 수 없다. 그러므로 천일염을 그대로 사용한다는 것은 비소나 중금속 화학물질을 섭취하는 꼴이 된다.

그래서 가정에서 천일염을 볶아 먹으면 중금속의 해를 다소

줄일 수가 있다. 아니면 천일염을 왕대나무 속에 다져 넣고 1,500도 이상으로 9번 고열 치리하여 만든 죽염을 구해 먹으면 된다. 이런 좋은 소금은 우리 몸에 발생한 각종 염증을 잡아준다.

만일 염분이 부족하거나 전혀 섭취하지 못하면 인체는 영양분을 공급받지 못하고 노폐물을 배설하지 못하기 때문에 몸은 썩고 병들어간다.

'소금' 하면 겁부터 내고 소금을 금기시 하는 세상에 나의 '소금 예찬론'이 이상하게 들릴지 모른다.

그러나 예부터, 소금은 생명의 원소로 우리들 식생활에 필수불가결한 요소이다. 암, 고혈압, 당뇨 등을 고치기 위해서는 좋은 소금을 즐겨 먹어야 한다는 것을 감히 말해둔다. '소금이 만일 그 맛을 잃으면 무엇으로 짜게 하리요' 마 5:13

Chapter 9

오줌은 모든 병의 치료제

프랑스의 사상가 몽테뉴는 '로마시대 메텔스에게 포위당한 크레타 섬 사람들은 말의 오줌을 마셨다.'고 했다. 퓔카는 '십자군들이 소아시아에 있는 니코메드 도시에서 회교도들에게 포위당했을 때 오줌을 마셨다.'고 했다. 예루살렘과 로망스강이 포위당했을 때도 사람들은 오줌을 마시고 살아났다고 했다.

최근 '뉴스위크지'에 의하면, 6일 전쟁동안 요르단에서는, '크루아상 루주'가 라디오 메시지를 발표했다.

"여러분의 아이들이 갈증으로 죽어가고 있습니다. 우리로서는 여러분을 도울 수가 없습니다. 다만 여러분 아이들에게 오줌을 마시게 함으로써 그들의 생명을 구할 수 있으리라는 말밖에는."

2001년, 일본 해상 자위대는 태평양에서 실종한 작은 배 안에서 한 달 동안 오줌을 마시면서 버티던 낚시꾼을 구조하였다.

우리나라에도 삼풍 사고로 무너진 건물 속에서 오줌을 마시고 살아난 경우, 탄광이 무너져 그 속에서 오줌을 마시고 구조된 경우도 있다.

미국에서는 국제적인 규모의 기업 연합들이 여성들의 오줌을 이용한 약제품을 만들어 내고 있다. 그 중에는 불임치료제 생산에서 세계 최고의 명성을 지닌 '아레스 세로노' 회사도 포함되어 있다. 그 제약회사의 '퍼고넷'은 특히 유명하다. 그 회사는 이탈리아와 에스파냐, 브라질, 영국 등에서 들여오는 폐경기에 들어선 여자들의 오줌을 이용한다.

훌륭한 수녀들이 모여 사는 수녀원은 특히 좋은 원료 공급처로 각광 받고 있다. 1995년, 그 회사는 12억 3천만 달러의 수입을 올렸다고 발표했다.

또 미국의 '엔자임스 오브 아메리칸'은 남자 오줌에 포함된 단백질을 수집하는 특수 필터를 개발하여 특허를 받았다. 남자들의 오줌 수거는 그 자회사 중 하나인 '포르타존' 회사가 운영하는 무려 만개에 달하는 수거 센터들을 통해서 이루어진다.

그 오줌은 고가의 '유로키나제'라 불리는 심장 약을 만드는데 쓰인다. 그러나 유로키나제는 사람에게 주사했을 때 부작용이 날 수 있으나, 오줌 자체는 일체의 부작용이 없다는 것이다.

1994년 미국의 저명한 오줌요법 전문가인 마르타 크리스티는 '당신 스스로 치료하는 완벽한 의학'이라는 제목의 책을 출간했다. 그는 '모든 병은 전혀 비용이 들지 않는 오줌요법으로 고칠 수 있다. 모든 남자와 여자, 그리고 어린 아이들에게 바로 오줌요법이 그 해답이다.'라고 말했다.

약은 인공 치료제이고 오줌은 천연 치유제이다. 왜냐하면 오줌에는 사람을 설계하고 제작창 2:7하신 하나님의 자연치유력 Homestasis이 있기 때문이다.

Chapter 10
오줌요법의 놀라운 효과

인도의 전 수상 뎃사이씨는 아침식사로 한 컵의 요尿를 마시면서 100세를 건강하게 살다가 돌아가셨다. 그는 '요요법을 하면, 생명이 다할 때까지 병을 모르고 살 수 있다. 신이 인간에게 몸을 주실 때 요도 함께 주심을 감사한다'고 말했다.

그는 1968년 미국 텔레비전 방송에 출연하여 '오줌요법의 놀라운 효과는 재정적으로 의학에 기댈 수 없는 수백만 인도인들을 돕는 최상의 방식임을 증명해 준다.'고 역설하였다.

1995년 일본의 권위 있는 「아사히」신문이 '오줌요법 덕분에 위암과 방광암, 그리고 후두암을 치료한 환자들의 5가지 증언'이라는 제목의 기사를 실었다.

1996년 4월에는 미국과 캐나다에서 수백만 독자를 확보하고 있는 「요가신문」은 수 페이지에 걸쳐 열광적으로 오줌요법을 다루었다.

지금 오줌요법은 연발로 터지는 도화용 화약처럼 전 세계로 퍼져 나가고 있다. 현재는 300만~400만 인도인들, 300만 명 이상의 중국인들, 200만 명 이상의 일본인들, 10만 명의 독일인들, 5만 명의 영국인들, 그리고 20만 명의 미국인들이 그들 자신의 오줌을 음미하며 그것이 놀랍도록 건강에 좋다고 확신하고 있다.

일본의 포푸에 있는 한 병원 원장이며 미츠야 의학회 회장이기도 한 레니타르 사노 박사는 12년 전부터 오줌을 마신다.

독자들을 위해 돈이 들지 않는 손·발톱 무좀 퇴치 비법을 하나 공개해 드리고자 한다.

손·발톱 무좀약으로 수십 가지 외용제가 나와 있지만, 실제 효과는 별로 없다. 그리고 먹는 약은 이만저만 독한 것이 아니다. 설명서를 보면 손톱 무좀에는 6개월, 발톱 무좀에는 1년 동안 먹어야 한다고 기록되어 있다. 장기간 독한 약을 계속 먹는다는 것은 사실 불가능에 가깝다.

가족들의 오줌을 항아리에 받아 밀봉하고 뚜껑을 덮어 땅을 파고 묻어 둔다. 최소한 몇 개월 후에 개봉하여 무좀이 감염되어 있는 손·발가락을 한 시간씩 여러 번 담군다. 그러면 틀림없이 손·발톱 무좀이 신기하게 낫게 된다. 오래된 오줌은 외용제로는 만병통치약 격이다.

약은 인공치료제이고, 오줌은 천연치유제이다. 치료와 치유는 다르다. 왜냐하면 오줌은 사람을 설계하고 제작창 2:7하신 하나님의 천연치유력을 갖고 있기 때문이다.

그런데 사람들이 오줌을 꺼리는 이유는 오줌이 노폐물로, 불결하다는 것이다. 이것은 몽땅 오해다. 오줌만큼 깨끗하고 부작용이 없으며 돈 안 들고 효과 좋은 약은 없다. 잠 5:15 '네 샘에서 흐르는 물을 마시라'

Chapter 11
오줌금식은 최고의 자가치료

 동물학자 퍼스 박사는 진드기가 4년 간 금식하고도 당당히 살아있는 모습을 관찰하였다. 병아리는 알에서 깨어난 후 처음 3일간은 물도 먹지 않는다. 쥐는 6일, 토끼는 15일, 개는 38일, 전갈은 12개월, 개구리는 16개월, 거미는 17개월, 물고기는 20개월 동안 먹지 않고도 살 수 있다. 연어는 정기적으로 1년에 몇 주, 혹은 몇 달씩 금식을 잘하기로 유명하다.

 독일의 어윔릭 의사는 자동차에 치여 뼈와 내장을 다친 개가 21일 동안 금식을 함으로써 완치되는 것을 관찰하였다.

 사람이나 동물이 적절한 금식을 하면 에너지가 생겨 면역기능이 더 높아진다. 금식기간 중에는 세포에서 자신의 살을 태워서 에너지로 활용하는 이른바 '자식작용'이 일어난다. 미토콘드리아의 일부가 세포의 리보솜으로 들어가서 거기서 소화가 되는 것이다. 이 과정은 전자 현미경으로 관찰할 수도 있다. 그런데 정상적인 식생활을 할 때는 이러한 현상을 볼 수 없다. 금식 때 일어나는 자식작용은 악성 종양을 위시한 체내 모든 질병을 치유한다.

금식에는 물금식, 쥬스금식, 오줌금식 등이 있다. 그 가운데서 오줌금식은 대단히 안전하고 효과적일 뿐 아니라 장기로 쉽게 할 수 있다. 역사상 가장 긴 오줌금식기록은 101일이었다.

집시 세계에서는 오줌이 건강보약이며 오줌금식이 최고의 의료수단이었다. 그들에게는 오줌금식이야말로 불·난치병 치유에 필수적인 것이었다.

오줌금식은 일체의 진단이나 약이 필요없다. 몸 안에 모든 병을 치유할 수 있는 마법의 생명수인 오줌이 있기 때문이다.

영국의 암스트롱은 '금식을 할 때는 얼굴을 씻고 머리에 기름을 발라라마 6:17'는 말씀에 깊은 감명을 받았다. 그는 오줌금식을 하면서 머리, 얼굴, 목, 발의 오줌마사지를 통하여 수많은 불·난치병 환자를 낫게 하였다.

오줌금식은 특히 그 효과가 굉장히 빠르다. 모든 기관을 쉬게 하고 과잉 영양분을 배출하고 병든 세포, 노후 세포, 독소,

노폐물을 모두 배출한다. 숙변을 제거함으로써 산성체질이 알카리 체질로 바뀌고 백혈구가 증가하여 면역 기능을 극대화 한다. 소장이나 대장의 내벽 주름에 붙은 대변은 숙변이라 하여, 만병의 원인이 된다. 오줌금식을 통하여 숙변을 뽑아내면 웬만한 병은 거의 다 낫는다.

실제, 감기가 들 때 하루쯤 오줌금식을 해 보라. 감기가 깨끗이 물러가는 것을 확인할 수 있을 것이다.

자연치유력

2010년 12월 20일 초판 발행

저　　　자	김용태
발 행 인	윤예제
발 행 처	(주)건강신문사
등 록 번 호	제 8-00181호
주　　　소	서울시 은평구 응암동 578-72번지
전　　　화	305-6077(대표)
팩　　　스	305-1436
값	10,000원
I S B N	978-89-6267-039-4 (03510)

- 잘못된 책은 바꾸어 드립니다.
- 이 책에 대한 판권과 모든 저작권은 모두 (주)건강신문사에 있습니다.
  허가없는 무단인용 및 복제·복사·인터넷 게재는 법에 따라 처벌됩니다.

성서요법 BIBLE THERAPY
암 · 당뇨 · 비만을 고친 사람들

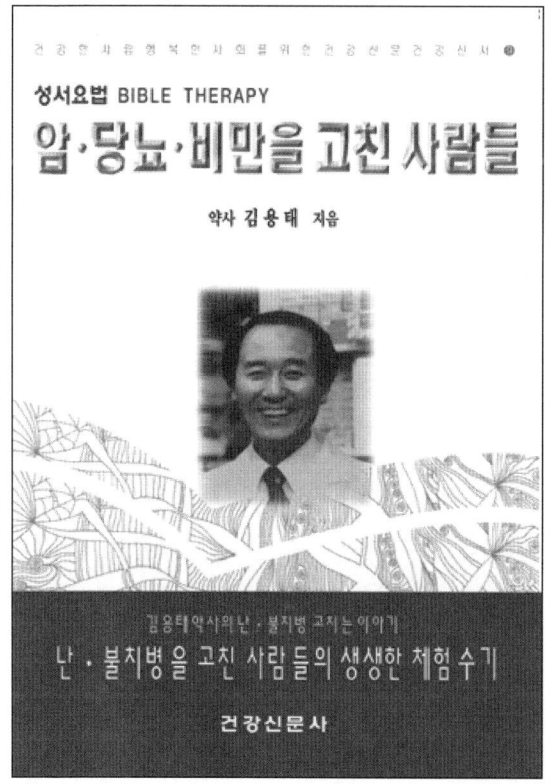

약사 김용태 지음 / 360면 / 값 15,000원

전 부산시약사회장
김용태 약사의 오줌건강법

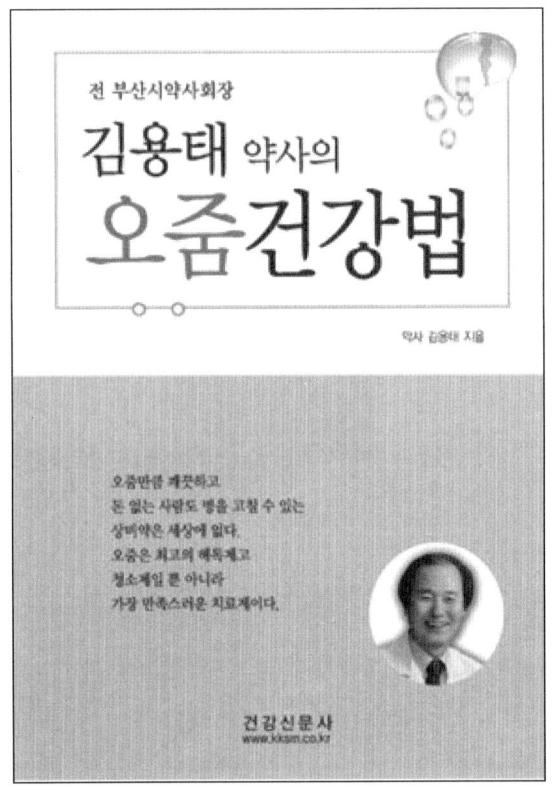

약사 김용태 지음 / 96면 / 값 7,000원

오줌요법 Urine Theraphy
창조주의 특별한 선물

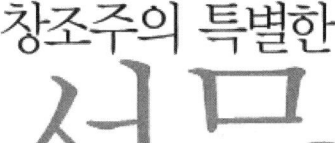

약사 김용태 지음 / 352면 / 값 20,000원

현대의학이 모르는 그래서 우리가 꼭 알아야만 하는
감기에서 백혈병까지의 비밀

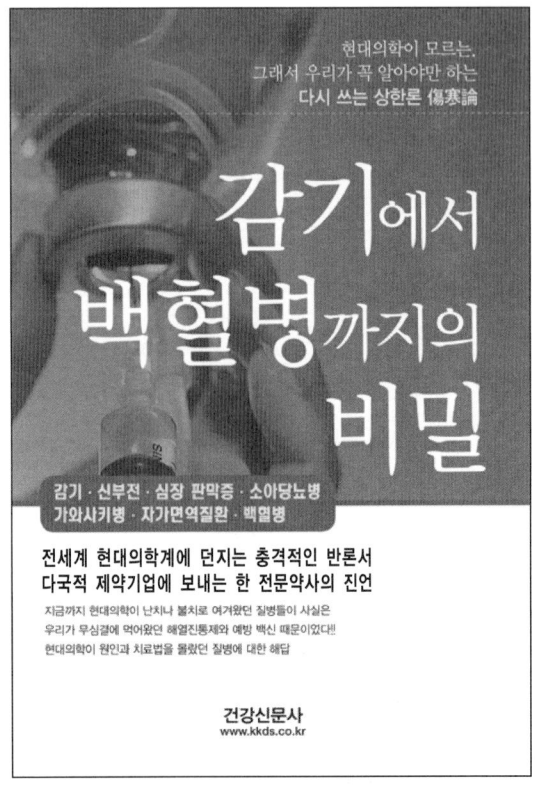

약사·한약조제사 김성동 지음 / 656면 / 값 30,000원